消毒供应专业网络教育系列教材

消毒供应质量管理与持续改进

主 审　任伍爱　冯秀兰

主 编　赵云呈　韩 辉

人民卫生出版社
·北京·

图书在版编目（CIP）数据

消毒供应质量管理与持续改进 / 赵云呈，韩辉主编
. — 北京：人民卫生出版社，2022.1
ISBN 978-7-117-29537-6

Ⅰ.①消… Ⅱ.①赵… ②韩… Ⅲ.①医院－消毒－质量控制 Ⅳ.①R197.323②R187

中国版本图书馆 CIP 数据核字（2021）第 177659 号

人卫智网	www.ipmph.com	医学教育、学术、考试、健康，购书智慧智能综合服务平台
人卫官网	www.pmph.com	人卫官方资讯发布平台

消毒供应质量管理与持续改进
Xiaodu Gongying Zhiliang Guanli yu Chixu Gaijin

主　　编：赵云呈　韩　辉
出版发行：人民卫生出版社（中继线 010-59780011）
地　　址：北京市朝阳区潘家园南里 19 号
邮　　编：100021
E - mail：pmph @ pmph.com
购书热线：010-59787592　010-59787584　010-65264830
印　　刷：北京铭成印刷有限公司
经　　销：新华书店
开　　本：787 × 1092　1/16　印张：13
字　　数：276 千字
版　　次：2022 年 1 月第 1 版
印　　次：2022 年 1 月第 1 次印刷
标准书号：ISBN 978-7-117-29537-6
定　　价：50.00 元

打击盗版举报电话：010-59787491　E-mail: WQ @ pmph.com
质量问题联系电话：010-59787234　E-mail: zhiliang @ pmph.com

《消毒供应质量管理与持续改进》

编写委员会

主 审 任伍爱 冯秀兰

主 编 赵云呈 韩 辉

副主编 毛淑芝 刘爱华 韩平平 魏凯静 高海燕

编 者（以姓氏笔画为序）

王璐瑶（泰达国际心血管病医院）　　　赵丽华（河北省邯郸市第一医院）

毛淑芝（山东大学第二医院）　　　　　胡迎迎（山东大学齐鲁医院）

刘凤芹（济宁医学院附属医院）　　　　贾士金［山东大学齐鲁医院（青岛）］

刘爱华（内蒙古自治区人民医院）　　　高 颖（山东省胸科医院）

李 燕（兖矿集团总医院）　　　　　　高海燕（山东大学齐鲁医院）

李冬青（河北省人民医院）　　　　　　韩 辉（山东大学齐鲁医院）

李慧铭（新疆军区总医院）　　　　　　韩平平（哈尔滨医科大学附属第二医院）

余正香（湖南省人民医院）　　　　　　程 虹（泰达国际心血管病医院）

张 瑾（聊城人民医院）　　　　　　　甄兰英（山西医科大学第一医院）

赵云呈（泰达国际心血管病医院）　　　魏凯静（泰达国际心血管病医院）

秘 书 胡迎迎（山东大学齐鲁医院）

《消毒供应专业网络教育系列教材》

编写委员会

总 主 审 付 强 巩玉秀 蔡 虻

总 主 编 陈玉国 韩 辉 张 青 冯秀兰 任伍爱

副总主编 钱黎明 赵云呈 姚卓娅 王亚娟

编 委（以姓氏笔画为序）

王 旭（云南省阜外心血管病医院）   吴可萍（中山大学附属第五医院）

王亚娟（浙江大学医学院附属邵逸夫医院）   岑 颖（广西医科大学第一附属医院）

王朝阳（济南市中心医院）   张 青（北京协和医院）

亓卫东（山东第一医科大学第一附属医院）   张 静（广州市第一人民医院）

韦 敏（济南市中心医院）   陈玉国（山东大学齐鲁医院）

毛淑芝（山东大学第二医院）   林素英（常州市第一人民医院）

申巧玲（河南省儿童医院）   赵云呈（泰达国际心血管病医院）

冯秀兰（广州市第一人民医院）   姜 华（南方医科大学附属小榄医院）

司慧君（西安交通大学第二附属医院）   姚卓娅（郑州大学人民医院）

曲 华（烟台毓璜顶医院）   钱黎明（上海交通大学医学院附属瑞金医院）

任伍爱（北京大学第一医院）   高海燕（山东大学齐鲁医院）

刘 婷（首都医科大学宣武医院）   高海燕（北京协和医院）

刘爱华（内蒙古自治区人民医院）   韩 辉（山东大学齐鲁医院）

李保华（首都医科大学附属北京朝阳医院） 韩平平（哈尔滨医科大学附属第二医院）

李淑玲（江西省人民医院）   甄兰英（山西医科大学第一医院）

杨 风（青岛市中心医院）   魏凯静（泰达国际心血管病医院）

序

几十年来，全国的消毒供应中心在业界内都有着举足轻重的影响力。本书作者所在的消毒供应中心在业内有着令人艳羡的优势，也被认为是该领域的卓越表率。

本书是关于消毒供应中心质量管理方面的几本工具用书之一。本书的编者都是来自临床一线的工作者，他们不断总结临床经验，结合自身实践，同时参阅了国内外近年来有关质量管理学的新理论、新经验认真完成本书的编著。力求使本书突出科学性、创新性，具有一定的实用性；本书内容夯实基础、层次深入、覆盖面广。不仅阐述了管理学基本概念还囊括了消毒供应中心的管理实施过程和组织准备。同时，作者又从理论到实践地分享他们的实践经验，给我们以启示和感悟。从理论视角，你可以读出一个系统的体系：管理的作用、基本概念、管理工具、实施方法及指导原则。从实践经验视角，你可以体验来自实践的见识、观点、评论、案例及事例。这些实践性的内容不仅使管理理论方法变得容易和深刻，也使所阐述的理论观点更具效力，产生良好的启示。

每一章中，作者都描述了如何具体地运营管理，读者们可以窥见作者如何从管理背后的思考过程入手，从而总结出如何实现控制，这其中蕴含的经验管理让人受益匪浅。

对于任何想学习消毒供应中心管理的读者们而言，这是一本值得读的教程。在学习管理学方法的同时，也是一条探索消毒供应中心的管理成功之路。本书作者在该领域进行了最全面、深入、透彻的研究，谨此，我向他们致以诚挚的祝贺。

董军

泰达国际心血管病医院副院长

2021 年 1 月

前言

消毒供应中心是一个医院的心脏，是一个吐故纳新，提供保障医疗安全的器具和物品的中心。医疗技术的快速发展对消毒供应中心的管理水平提出了更高的要求，自2009年4月颁布了卫生部医院感染控制标准专业委员会组织起草的《医院消毒供应中心第1部分：管理规范》（WS 310.1）、《医院消毒供应中心第2部分：清洗消毒及灭菌技术操作规范》（WS 310.2）、《医院消毒供应中心第3部分：清洗消毒及灭菌效果监测标准》（WS 310.3）三项强制性卫生标准，消毒供应工作同样也得到可喜的快速发展。特别是自2011年以来，为全面推进深化公立医院改革，逐渐建立医院评审评价体系，不断提高医疗质量，保证医疗安全、医疗服务，更好地履行社会职责和义务，国家卫生部组织各级卫生行政部门开展了医院等级评审工作。其中，对消毒供应中心工作在建筑布局，集中管理、设备设施、质量管理、工作人员培训等方面提出了具体要求。全书针对消毒供应中心管理的现状，结合先进管理理念及最新质量管理方法，以消毒供应中心质量安全管理为主线，融合管理的基础知识，逐一细化阐述，知识难点与重点选择图文并茂的方式，努力做到清晰明了，以适应消毒供应中心不同教育背景工作人员学习的需要。

尽管目前有一些关于消毒供应中心的管理书籍描述了相关技术和规范体系，但是我们相信，囊括消毒供应中心质量持续改进原则及方法的并不多，相信读者一定可以从本书中受益。

本书编写过程中，承蒙国家卫生健康委医院管理研究所医院感染质控中心、中华护理学会消毒供应委员会等有关部门及领导的支持和指导；并得到山东新华医疗集团的鼎力支持，在此表示衷心感谢。本书内容如有存在不足之处，恳请各位读者和同行提出宝贵意见及建议。

编者

2021年1月

目录

第五章　风险管理

第一章

消毒供应质量管理的基本概念和标准

学习目的

　　掌握质量管理相关基本概念和标准

学习要点

　　1. 了解质量管理原则、目标及规章

　　2. 掌握质量及质量改进定义

　　3. 熟悉质量的相关概念及对质量的理解

本章概述

　　本章节主要讲述了质量的基本概念和几个质量相关概念：质量策划、质量方针、质量目标、质量管理体系、质量控制、质量保证、质量改进并逐一进行了详细概念的理解。

质量管理的基本概念和标准

一、相关术语

（一）质量

1. **定义** 质量（quality）是一组固有特性满足要求的程度。（GB/T 19000—2000 idt ISO 9000：2000 定义）

2. **与质量有关概念以及对质量的理解**

（1）要求：要求是明示的、通常隐含的或必须履行的需求或期望。①明示的需求是指在标准、规范、技术要求和其他文件中已经做出规定的需要。而"通常隐含"是指组织、顾客和其他相关方的惯例和一般做法，所考虑的需求或期望是不言而喻的。因此，在合同情况下或法规规定的情况下，需要有明确的规定；而在其他情况下，应该对隐含需要加以分析研究、识别确定。注意，需要随时间而变化。②特定要求可使用修饰词表示，如产品要求、质量管理要求、顾客要求。③规定要求是经明示的要求。④要求可由不同的相关方提出。

（2）特性：特性是可区分的特征。①特性可以是固有的或赋予的。"固有的"其反义是"赋予的"，就是指在某事或某物中本来就有的，尤其是那种永久的特性。②质量特性（quality）是产品、过程或体系与要求有关的固有特性。③特性可以是定性的或定量的。术语"质量"可使用形容词如差、好或优秀来修饰。④有各种类别的特性，如：物理的（如：机械的、电的、化学的或生物学的特性）、感官的（如：嗅觉、触觉、味觉、视觉、听觉）、行为的（如：礼貌、诚实、正直）、时间的（如：准时性、可靠性、可用性）、人体功效的（如：生理的特性或有关人身安全的特性）、功能的（如：飞机的最高速度）。

（3）对产品质量特性来说，通常包括性能、寿命、可靠性、安全性、经济性和美学要求等指标。对服务质量特性来说，通常包括功能、经济性、安全性、时间性、舒适性等指标。质量特性要由过程或活动来保证。

（4）对"满足需要"要有正确的解释，不限于满足顾客的需要，而且要考虑到社会的需要，符合法律法规、环境、安全、能源利用和资源保护等方面的要求。只有用户才是最终决定质量的质量特性可以分为真正质量特性和代用质量特性。质量管理专家石川馨认为：真正的质量特性是满足消费者要求，而不是国家标准或技术，后者只是质量的"代用特性"。

（二）质量管理

1. **定义** 质量管理（quality management）是在质量方面指挥和控制组织的协调的活动。（GB/T 19000—2000 idt ISO 9000：2000 定义）

2. **对质量管理的理解**

（1）质量管理中的指挥和控制活动，通常包括制订计划、质量控制、质量保证和质量改进量方针和质量目标以及质量。

（2）质量管理是各级管理者的职责，但必须由最高管理者负责看。

（3）质量管理是各级管理者的职责，但必须由最高管理者负责和推动，同时要求全体人员参与并承担义务。只有每一位员工都参加有关的质量活动并承担义务，才能实现所期望的质量要求。

（4）质量管理组织的职责是为使产品和服务质量能满足不断更新的质量要求而开展的策划、组织、计划、实施、检查、监督审核、改进等所有管理活动。

（5）在质量管理活动中要考虑到经济性的因素，有效的质量管理活动可以为企业带来降低成本、提高市场占有率、增加利润等经济效益。

（三）质量策划

1. **定义**　质量策划（quality panning）是质量管理的一部分，致力于制定质量目标并规定必要的运行过程和相关资源以实现质量目标。（GB/T 19000—2000 idt ISO 9000：2000 定义）

2. **对质量策划的理解**

（1）质量策划是一项活动或一个过程。质量策划不是质量计划，编制质量计划可以是质量策划的一部分。

（2）质量策划的主要内容：①对质量特性进行识别、分类和比较，以确定适宜的质量特性；②制定质量特性目标和质量要求：如确定产品的规格、性能、等级要求（安全性）等；③为建立和实施质量体系，确定采用质量体系的目标和要求。

（四）质量方针

1. **定义**　质量方针（quality policy）是由组织的最高管理者正式发布的该组织总的宗旨和方向。（GB/T 19000—2000 idt ISO 9000：2000 定义）

2. **对质量方针的理解**

（1）质量方针与组织的总方针相一致并为制定质量目标提供框架。

（2）ISO 9000：2000 标准中提出的质量管理原则可以作为制定质量方针的基础。

（3）质量方针是组织的质量政策，是组织中全体员工必须遵守的准则和行动纲领。它是组织长期或较长时期内质量活动的指导原则，反映了组织领导的质量意识和质量决策。

（4）质量方针是组织总方针的组成部分，它由企业的最高管理者批准和正式颁布。

（五）质量目标

1. **定义**　质量目标（quality objective）是在质量方面所追求的目的。（GB/T 19000—2000 idt ISO 9000：2000 定义）

2. **对质量目标的理解**

（1）质量目标通常依据质量方针制定。质量方针为质量目标提供了框架。

（2）通常对组织的相关职能和层次分别规定质量目标，也就是说，质量目标需与质量方针以及质量改进的承诺相一致。由最高管理者确保在组织的相关职能和各个层次上建立质量目标。在作业操作层次，质量目标应是定量描述的，并且应包括满足产品或服务要求所需的内容。

（六）质量管理体系

1. **定义**　质量管理体系（quality management system）是在质量方面指挥和控制组织的管理体系。（GB/T 19000—2000 idt ISO 9000：2000 定义）

2. **与质量管理体系相关概念**

（1）体系（system）：体系是相互关联或相互作用的一组要素。

（2）管理体系（management system）：管理体系是建立方针和目标并实现这些目标的体系。

（七）质量控制

1. **定义**　质量控制（quality control）是质量管理的一部分致力于满足质量要求。（GB/T 19000—2000 idt ISO 9000：2000 定义）

2. **对质量控制的理解**

（1）质量控制内容包括：①确定控制对象；②制定控制标准，即应达到的质量要求制定具体的控制方法，如操作规程等；③明确所采用的检验方法，包括检验工具和仪器等。

（2）质量控制的目的是控制产品和服务产生形成或实现过程中的各个环节，使它们达到规定的要求，把缺陷控制在其形成的早期并加以消除。

（3）质量控制应该严格执行规程和作业指导书。不仅控制生产制造过程的结果，而且应控制影响生产制造过程质量的各种因素，尤其是要控制其中的关键因素。

（八）质量保证

1. **定义**　质量保证（quality assurance）是质量管理的一部分，致力于提供质量要求会得到满足的信任。（GB/T 19000—2000 idt ISO 9000：2000 定义）

2. **对质量保证的理解**

（1）质量保证的重点是为下列情况：组织是否具有持续、稳定地提供满足质量要求的产品的能力提供信任。

（2）随着生产的发展，劳动分工愈来愈细，产品和服务愈来愈复杂，顾客在接收产品和服务时判断其是否满足要求也愈来愈困难。因此，企业需要向顾客提供其设计和生产的各个环节是有能力提交合格产品或服务的证据。这些证据是有计划的和系统的质量活动的产物。

（3）质量保证可以分为外部质量保证和内部质量保证两种。外部质量是保证顾客确信组织提供的产品或服务能够达到预定的质量要求而进行的质量活动；内部质量保证是为了使组织内部各级管理者确信本企业本部门能够达到并保持预定的质量要求而进行的质量活动为了提供这种信任，通常要对组织质量管理体系中的有关要素不断进行评价和审核，以证实该组织具有持续稳定地使产品或服务满足规定要求的能力。

消毒供应中心质量改进是指通过 QCC、RCA 和 FMEA 等一系列的方法改进工作过程，预防不合格消毒及灭菌物品的发生，实现以追求更高的过程效益和效率为目标的管理方法。

（九）质量改进

1. 定义 质量改进（quality improvement）是质量管理的一部分，致力于增强满足质量要求的能力（要求可以是任何方面的，如有效性、效率，或可追溯性）。（GB/T 19000-2000 idt ISO 9000：2000 定义）

2. 对质量改进的理解

（1）质量改进是通过改进产品或服务的形成过程来实现的。因为纠正过程输出的不良结果只能消除已经发生的质量缺陷，只有改进过程才能从根本上消除产生缺陷的原因，因而可以提高过程的效率和效益。

（2）正确使用有关的工具与科学技术是质量改进的关键，这方面应对有关人员进行培训。

（3）质量改进不仅纠正偶发性事故，而且要改进长期存在的问题。为了有效地实施质量改进必须对质量改进活动进行组织策划和度量，并对所有的改进活动进行评审。

（4）通常质量改进活动由以下环节构成：组织质量改进小组，确定改进项目，调查可能的原因确定因果关系，采取预防或纠正措施，确认改进效果，保持改进成果，持续改进。

（十）持续改进

1. 定义 持续改进（continual improvement）是增强满足要求的能力的循环活动。（GB/T 19000—2000 idt ISO 9000—2000 定义）

2. 对持续改进的理解 制定改进目标和寻求改进机会的过程是一个持续过程，该过程使用审核发现和审核结论、数据分析管理评审或其他方法，持续改进的结果通常是制订和实施纠正措施或预防措施，以达到持续改进的目的。

二、标准及规章（重点 ISO13485）

标准化或标准化的过程是根据确定的程序和技术标准。一个标准是一个文件，建立统一的工程或技术规范、标准、方法、程序或做法。一些标准是强制性的，而有一些是自愿的。自愿性标准，可选择性使用它们，这意味着这种规范或要求它是一个非正式的，但有主导地位的标准。而有些标准是正式的法律规定，是由正式的标准组织，如国际标准化组织（ISO）的或美国国家标准协会制定公布的。一般来说，每个国家或经济有一个公认的国家标准机构。国际客户服务标准（TICSS）开发了研究所的国际客户服务（TICSI标准）的目标使其成为全球的基石。该标准具有独立地位的标准，由管理学院的国际客户服务。

思考题

如何用质量管理要求诠释供应室日常工作的质量控制？

第二章

管理学的基础知识

学习目的

掌握质量管理原则、目标,常用质量管理方法及工具。

学习要点

1. 了解质量管理原则及目标。

2. 掌握质量管理方法。

3. 熟悉质量管理工具的应用方法。

本章概述

本章节主要讲述了质量管理原则及目标;对常用的几种质量管理方法:QCC、PDCA、环境物品管理的5S法、适用于风险事件分析的RCA、FMEA进行了详细的介绍;并对常用的六种质量管理工具在日常工作中的应用进行了阐述。

第一节 管理理论与特点

一、概述

（一）管理的定义

管理是通过计划、组织、领导、控制及创新等手段，结合人力、物力、财力、信息等资源，以期高效的达到组织目标的过程。管理是由计划、组织、指挥、协调及控制等职能为要素组的活动过程。广义的管理是指应用科学的手段安排组织社会活动，使其有序进行。其对应的英文是 administration，或 regulation。狭义的管理是指为保证一个单位全部业务活动而实施的一系列计划、组织、协调、控制和决策的活动，对应的英文是 manage 或 run。

（二）管理的方法

1. 行政方法

含义：行政方法是行政机构通过行政命令、指标、规定等手段，按照行政系统和层次，以权威和服从为前提，直接指挥下属行动的管理方法。

特点：权威性、强制性、垂直性、具体性。

优点：

（1）有利于管理系统的集中统一，避免各行其是。

（2）有利于管理职能的发挥，强化管理作用。

（3）有利于灵活的处理各种特殊问题。

缺点：

（1）行政方法的管理效果直接受到组织领导水平的制约。

（2）强点集中统一，不便于分权管理。

（3）扭曲经济价值规律。

2. 法律方法

含义：法律方法是指运用法律这种由国家制定或认可并以国家强制力保证实施的行为规范以及相应的社会规范来进行管理的方法。

特点：规范性、严肃性、强制性。

优点：

（1）维护正常的管理秩序。

（2）调节各种管理因素之间的关系。

（3）促进社会主义的民主建设与民主管理。

缺点：

（1）缺少灵活性和弹性，不利于处理一些特殊问题和新出现的问题。

（2）原则上适用于管理的各个领域，但在某些领域，它显得无能为力。

3. 经济方法

含义：经济方法是组织根据客观规律，运用各种经济手段，调节各方面之间的经济利益关系，以获取较高经济效益与社会利益的管理方法。

特点：利益性、灵活性、平等性、有偿性。

优点：

（1）便于分权。

（2）充分调动组织成员的积极性和主动性。

（3）有利于组织提高经济效益和管理效率。

缺点：经济方法以价值规律为基础，带有一定的盲目性和自发性。

4. 教育方法

含义：管理的教育方法是指组织根据一定目的和要求，对被管理者进行有针对性的思想道德教育，启发其思想觉悟，以便自觉地根据组织目标去调节各自行为的管理方法。

特点：启发性、真理性。

优点：

（1）激发人们持久的工作热情和积极性。

（2）对其他管理方法的综合应用起着重要的促进作用。

缺点：教育对于被管理者并没有行政方法和法律方法那样的强制性，也没有经济方法的诱导力。存在决定意识，人们的思想受到社会各种因素的制约和影响，还受到传统思想文化的影响。思想教育要真正产生作用，必须经过长期不懈的多方努力。

二、科学管理

（一）含义

科学管理（scientific management）的创始人是弗里·温斯洛·泰勒。泰勒的科学管理，是针对传统的经验管理而提出的，其中心问题是提高劳动生产率。

EMBA、CEO12 篇及 MBA 等现代经济管理教育把科学管理概括为：科学，而不是单凭经验办事；和谐，而不是合作；合作，而不是个人主义；以最大限度的产出，取代有限的产出，每人都发挥最大的工作效率，获得最大的成功，就是用高效率的生产方式代替低成本的生产方式，以加强劳动力成本控制。

（二）思想原理

泰勒对科学管理作了这样的定义，他说："诸种要素——是个别要素的结合，构成了科学管理，它可以概括如下：科学，不是单凭经验的方法。协调，不是不和别人合作，不是个人主义。最高的产量，取代有限的产量。发挥每个人最高的效率，实现最大的富裕。"这个定义，既阐明了科学管理的真正内涵，又综合反映了泰勒的科学管理思想。

1. **标准化原理** 泰勒认为，科学管理是过去曾存在的多种要素的结合。他把老的知识收集起来加以分析组合并归类成规律和条例，于是构成了一种科学。工人提高劳动生产率的潜力是非常大的，人的潜力不会自动跑出来，怎样才能最大限度地挖掘这种潜力呢？方法就是把工人多年积累的经验知识和传统的技巧归纳整理并结合起来，然后进行分析比较，从中找出其具有共性和规律性的东西，然后利用上述原理将其标准化，这样就形成了科学的方法。用这一方法对工人的操作方法、使用的工具、劳动和休息的时间进行合理搭配，同时对机器安排、环境因素等进行改进，消除种种不合理的因素，把最好的因素结合起来，这就形成一种最好的方法。

泰勒还进一步指出，管理人员的首要责任就是把过去工人自己通过长期实践积累的大量的传统知识、技能和诀窍集中起来，并主动把这些传统的经验收集起来、记录下来、编成表格，然后将它们概括为规律和守则，有些甚至概括为数学公式，然后将这些规律、守则、公式在全厂实行。在经验管理的情况下，对工人在劳动中使用什么样的工具、怎样操作机器，缺乏科学研究，没有统一标准，而只是凭师傅教徒弟的传授或个人在实际中摸索。泰勒认为，在科学管理的情况下，要想用科学知识代替个人经验，一个很重要的措施就是实行工具标准化、操作标准化、劳动动作标准化、劳动环境标准化等标准化管理。这是因为，只有实行标准化，才能使工人使用更有效的工具，采用更有效的工作方法，从而达到提高劳动生产率的目的；只有实现标准化，才能使工人在标准设备、标准条件下工作，才能对其工作成绩进行公正合理的衡量。

要让每个人都用正确的方法作业，对工人操作的每一个动作进行科学研究，用以代替传统的经验方法。为此应把每次操作分解成许多动作，并继而把动作细分为动素，即动作是由哪几个动作要素所组成的，然后再研究每项动作的必要性和合理性，去掉那些不合理的动作要素，并对保留下来的必要成分，依据经济合理的原则，加以改进和合并，以形成标准的作业方法。在动作分解与作业分析的基础上进一步观察和分析工人完成每项动作所需要的时间，考虑到满足一些生理需要的时间和不可避免的情况而耽误的时间，为标准作业的方法制定标准的作业时间，以便确定工人的劳动定额，即一天合理的工作量。

泰勒不仅提出了实行标准化的主张，而且也为标准化的制定进行了积极的试验。在搬运生铁的试验中，泰勒得出一个适合做搬运工作的工人，在正常情况下，一天至少可搬47.5吨铁块的结论；在铲具试验中，他得出铁锹每次铲物在重21磅时，劳动效率最高的结论；在长达26年的金属切削试验中，他得出影响切割速度的12个变数及其反映它们之间相关关系的数学公式等，为工作标准化、工具标准化和操作标准化的制定提供了科学的依据。

所以，泰勒认为标准化对劳资双方都是有利的，不仅每个工人的产量大大增加，工作质量大为提高，得到更高的工资，而且使工人建立一种用科学的工作方法，使公司获得更多的利润。

2. 工作定额原理　在当时美国的企业中，由于普遍实行经验管理，由此造成一个突出的矛盾，就是资本家不知道工人一天到底能干多少活，但总嫌工人干活少，拿工资多，于是就往往通过延长劳动时间、增加劳动强度来加重对工人的剥削。而工人，也不确切知道自己一天到底能干多少活，但总认为自己干活多，拿工资少。当资本家加重对工人的剥削，工人就用"磨洋工"消极对抗，这样企业的劳动生产率当然不会高。

泰勒认为管理的中心问题是提高劳动生产率。为了改善工作表现，他提出：

（1）企业要设立一个专门制定定额的部门或机构，这样的机构不但在管理上是必要的，而且在经济上也是合算的；

（2）要制定出有科学依据的工人的"合理日工作量"，就必须通过各种试验和测量，进行劳动动作研究和工作研究。其方法是选择合适且技术熟练的工人；研究这些人在工作中使用的基本操作或动作的精确序列，以及每个人所使用的工具；用秒表记录每一基本动作所需时间，加上必要的休息时间和延误时间，找出每一步工作的最快方法；消除所有错误动作、缓慢动作和无效动作；把最快最好的动作和最佳工具组合在一起，成为一个序列，从而确定工人"合理的日工作量"，即劳动定额；

（3）根据定额完成情况，实行差别计件工资制，使工人的贡献大小与工资高低紧密挂钩。

在制定工作定额时，泰勒是以"第一流的工人在不损害其健康的情况下，维护较长年限的速度"为标准，这种速度不是以突击活动或持续紧张为基础，而是以工人能长期维持的正常速度为基础。通过对个人作业的详细检查，在确定做某件事的每一步操作和行动之后，泰勒能够确定出完成某项工作的最佳时间。有了这种信息，管理者就可以判断出工人是否干得很出色。

3. 挑选头等工人　为了提高劳动生产率，必须为工作挑选头等工人，既是泰勒在《科学管理原理》中提出的一个重要思想，也是他为企业的人事管理提出的一条重要原则。

泰勒指出，健全的人事管理的基本原则是使工人的能力同工作相适应，企业管理当局的责任在于为雇员找到最合适的工作，培训他们成为第一流的工人，激励他们尽最大的力量来工作。为了挖掘人的最大潜力，还必须做到人尽其才。因为每个人都具有不同的才能，不是每个人都适合于做任何一项工作的，这和人的性格特点、个人特长有着密切的关系。为了最大限度地提高生产率，对某一项工作，必须找出最适宜干这项工作的人，同时还要最大限度地挖掘最适宜于这项工作的人的最大潜力，才有可能达到最高效率。因此对任何一项工作必须要挑选出"第一流的工人"即头等工人。然后再对第一流的人利用作业原理和时间原理进行动作优化，以使其达到最高效率。

对于第一流工人，泰勒是这样说明的："我认为那些能够工作而不想工作的人不能成为我所说的'第一流的工人'。我曾试图阐明每一种类型的工人都能找到某些工作，使他成为第一流的工人，除了那些完全能做这些工作而不愿做的人。"所以泰勒指出，人具有不同的天赋和才能，只要工作合适，都能成为第一流的工人。而所谓"非第一流的工人"，泰勒认为只是指那些体力或智力不适合他们工作的人，或那些虽然工作合适但不愿努力工作的人。总之，泰勒所说的第一流的工人，就是指那些最适合又最愿意干某种工作的人。所谓挑选第一流工人，就是指在企业人事管理中，要把合适的人安排到合适的岗位上。只有做到这一点，才能充分发挥人的潜能，才能促进劳动生产率的提高。这样，重活、体力活，让力气大的人干，而精细的活只有找细心的人来做。

对于如何使工人成为第一流工人，泰勒不同意传统的由工人挑选工作，并根据各自的可能进行自我培训的方法，而是提出管理人员要主动承担这一责任，科学选择并不断地培训工人。泰勒指出："管理人员的责任是细致地研究每一个工人的性格、脾气和工作表现，找出他们的能力；另一方面，更重要的是发现每一个工人向前发展的可能性，并且逐步地系统地训练，帮助和指导每个工人，为他们提供上进的机会。这样，使工人在雇用他的公司里，能担任最高、最有兴趣、最有利、最适合他们能力的工作。这种科学地选择与培训工人并不是一次性的行动，而是每年要进行的，是管理人员要不断加以探讨的课题。"在进行搬运生铁的试验后，泰勒指出：如今可以明确地是，甚至在已知的最原始的工种上，也有一种科学。如果仔细挑选了最适宜于干这类活计的工人，而又发现了干活的科学规律，仔细选出来的工人已培训能按照这种科学去干活，那么所得的结果必然会比那些在"积极性加刺激性"的计划下工作的结果丰硕得多。可见，挑选第一流工人的原则，是对任何管理都普遍适用的原则。

4. 科学管理计件工资制 在差别计件工资制提出之前，泰勒详细研究了当时资本主义企业中所推行的工资制度，例如日工资制和一般计件工资制等，其中也包括对在他之前由美国管理学家亨利·汤提出的劳资双方收益共享制度和弗雷德里克·哈尔西提出的工资加超产奖金的制度。经过分析，泰勒对这些工资方案的管理方式都不满意。泰勒认为，现行工资制度所存在的共同缺陷，就是不能充分调动职工的积极性，不能满足效率最高的原则。例如，实行日工资制，工资实际是按职务或岗位发放，这样在同一职务和岗位上的人不免产生平均主义。在这种情况下，"就算最有进取心的工人，不久也会发现努力工作对他没有好处，最好的办法是尽量减少做工而仍能保持他的地位"。这就不可避免地将大家的工作拖到中等以下的水平。又如在传统的计件工资制中，虽然工人在一定范围内可以多干多得，但超过一定范围，资本家为了分享迅速生产带来的利益，就要降低工资率。在这种情况下，尽管工人努力工作，也只能获得比原来计日工资略多一点的收入。这就容易导致这种情况：尽管管理者想千方百计地使工人增加产量，而工人则会控制工作速度，使他们的收入不超过某一个工资率。因为工人知道，一旦他们的工作速度超过了这个数量，计件工资迟早会降低。

于是，泰勒在1895年提出了一种具有很大刺激性的报酬制度——"差别工资制"方案。其主要内容是：

（1）设立专门的制定定额部门。这个部门的主要任务是通过计件和工时的研究，进行科学的测量和计算，制定出一个标准制度，以确定合理的劳动定额和恰当的工资率，从而改变过去那种以估计和经验为依据的方法。

（2）制定差别工资率。即按照工人是否完成定额而采用不同的工资率。如果工人能够保质保量地完成定额，就按高的工资率付酬，以资鼓励；如果工人的生产没有达到定额就将全部工作量按低的工资率付给，并给以警告，如不改进，就要被解雇。例如，某项工作定额是 10 件，每件完成为 0.1 元。又规定该项工作完成定额工资率为 125%，未完成定额率为 80%，那么，如果完成定额，就可得工资为 $10 \times 0.1 \times 125\% = 1.25$（元）；如未完成定额，例如哪怕完成了 9 件，也只能得工资为 $9 \times 0.1 \times 80\% = 0.72$（元）。

（3）工资支付的对象是工人，而不是根据职位和工种，也就是说，每个人的工资尽可能地按他的技能和工作所付出的劳动来计算，而不是按他的职位来计算。其目的是克服工人"磨洋工"现象，同时也是为了调动工人的积极性。要对每个人在准时上班、出勤率、诚实、快捷、技能及准确程度方面做出系统和细微的记录，然后根据这些记录不断调整他的工资。

泰勒为他所提出的差别计件工资制，总结了许多优点，其中最主要的有以下三点：

第一，有利于充分发挥个人积极性，有利于提高劳动生产率，能够真正实现"高工资和低劳动成本"。

第二，由于制定计件工资制与日工资率是经过正确观察和科学测定的，又能真正做到多劳多得，因此这种制度就能更加公平地对待工人。

第三，能够迅速地清除所有低能的工人，吸收适合的工人来工作。因为只有真正好的工人，才能做到又快又准确，可以取得高工资率。泰勒认为这是实行差别计件工资制最大的优点。

为此，泰勒在总结差别计件工资制实施情况时说："制度（差别计件工资制）对工人士气影响的效果是显著的。当工人们感觉受到公正的待遇时，就会更加英勇、更加坦率和更加诚实，他们会更加愉快地工作，在工人之间和工人与雇主之间建立互相帮助的关系。"

5. **科学管理劳资合作** 泰勒在《科学管理原理》一书中指出："资方和工人的紧密、组织和个人之间的合作，是现代科学或责任管理的精髓。"他认为，没有劳资双方的密切合作，任何科学管理的制度和方法都难以实施，难以发挥作用。

那么，怎样才能实现劳资双方的密切合作呢？泰勒指出，必须使劳资双方实行"一次完全的思想革命"和"观念上的伟大转变"。泰勒在《在美国国会的证词》中指出："科学管理不是任何一种效率措施，不是一种取得效率的措施；也不是一批或一组取得效率的措施；它不是一种新的成本核算制度；它不是一种新的工资制度；它不是一种计件工资制度；它不是一种分红制度；它不是一种奖金制度；它不是一种报酬职工的方式；它不是时间研究；它不是动作研究……我相信它们，但我强调指出这些措施都不是科学管理，它们是科学管理的有用附件，因而也是其他管理的有用附件。"

泰勒进一步宣称，"科学管理在实质上包含着要求在任何一个具体机构或工业中工作的工人进行一场全面心理革命——要求他们在对待工作、同伴和雇主的义务上进行一种全面的心理革命。此外，科学管理也要求管理部门的人——工长、监工、企业所有人，董事会——进行一场全面的心理革命，要求他们在对管理部门的同事、对他们的工人和所有日常问题的责任上进行一场全面的心理革命。没有双方的这种全面的心理革命，科学管理就不能存在"；"在科学管理中，劳资双方在思想上要发生的大革命就是：双方不再把注意力放在盈余分配上，不再把盈余分配看作最重要的事情。他们将注意力转向增加盈余的数量上，使盈余增加到如何分配盈余的争论成为不必要。他们将会明白，当他们停止互相对抗，转为向一个方面并肩前进时，他们的共同努力所创造出来的盈利会大得惊人。他们会懂得，当他们用友谊合作、互相帮助来代替敌对情绪时，通过共同努力，就能创造出比过去大得多的盈余。"

也就是说，要使劳资双方进行密切合作，关键不在于制定什么制度和方法，而是要实行劳资双方在思想和观念上的根本转变。如果劳资双方都把注意力放在提高劳动生产率上。劳动生产率提高了，不仅工人可以多拿工资，而且资本家也可以多拿利润，从而可以实现双方"最大限度地富裕"。

例如，在铁锹试验中，每个工人每天的平均搬运量从原来的16吨提高到59吨；工人每日的工资从1.15美元提高到1.88美元。而每吨的搬运费从7.5美分降到3.3美分，对雇主来说，关心的是成本的降低；而工人关心的则是工资的提高，所以泰勒认为这就是劳资双方进行"精神革命"，从事合作的基础。

6. **科学管理建立专门计划** 泰勒指出："在老体制下，所有工作程序都由工人凭他个人或师傅的经验去干，工作效率由工人自己决定"；由于这与工人的熟练程度和个人的心态有关，即使工人能十分适应科学数据的使用，但要他同时在机器和写字台上工作，实际是不可能的。泰勒深信这不是最高效率，必须用科学的方法来改变。为此，泰勒主张："由资方按科学规律去办事，要均分资方和工人之间的工作和职责"，要把计划职能与执行职能分开并在企业设立专门的计划机构。泰勒在《工厂管理》一书中为专门设立的计划部门规定了17项主要负责的工作，包括企业生产管理、设备管理、库存管理、成本管理、安全管理、技术管理、劳动管理、营销管理等各个方面。所以，泰勒所谓计划职能与执行职能分开，实际是把管理职能与执行职能分开；所谓设置专门的计划部门，实际是设置专门的管理部门；所谓"均分资方和工人之间的工作和职责"，实际是说让资方承担管理职责，让工人承担执行职责。这也就进一步明确资方与工人之间、管理者与被管理者之间的关系。

泰勒把计划的职能和执行的职能分开，改变了凭经验工作的方法，而代之以科学的工作方法，即找出标准，制定标准，然后按标准办事。要确保管理任务的完成，应由专门的计划部门来承担找出和制定标准的工作。

具体说来，计划部门要从事全部的计划工作并对工人发布命令，其主要任务是：①进行调查研究并以此作为确定定额和操作方法的依据。②制定有科学依据的定额和标准化的操作方法和工具。③拟订计划并发布指令和命令。④把标准和实际情况进行比较，以便进行有效的控制等工作。在现场，工人或工头则从事执行的职能，按照计划部门制定的操作方法的指示，使用规定的标准工具，从事实际操作，不能自作主张、自行其是。泰勒的这种管理方法使得管理思想的发展向前迈出了一大步，将分工理论进一步拓展到管理领域。

7. 科学管理职能工长制　泰勒不但提出将计划职能与执行职能分开，而且还提出必须废除当时企业中军队式的组织而代之以"职能式"的组织，实行"职能式的管理"。

泰勒认为在军队式组织的企业里，工业机构的指令是从经理经过厂长、车间主任、工段长、班组长而传达到工人。在这种企业里，工段长和班组长的责任是复杂的，需要相当的专门知识和各种天赋的才能，所以只有本来就具有非常素质并受过专门训练的人，才能胜任。泰勒列举了在传统组织下作为一个工段长应具有的几种素质，即教育、专门知识或技术知识、机智、充沛的精力、毅力、诚实、判断力或常识、良好的健康情况等。但是每一个工长不可能同时具备这9种素质。但为了事先规定好工人的全部作业过程，必须使指导工人干活的工长具有特殊的素质。因此，为了使工长职能有效地发挥，就要进行更进一步细分，使每个工长只承担一种管理的职能，为此，泰勒设计出8种职能工长，来代替原来的一个工长。这8个工长4个在车间、4个在计划部门，在其职责范围内，每个工长可以直接向工人发布命令。在这种情况下，工人不再听一个工长的指挥，而是每天从8个不同头头那里接受指示和帮助。

泰勒的职能工长制是根据工人的具体操作过程进一步对分工进行细化而形成的。他认为这种职能工长制度有三个优点：①每个职能工长只承担某项职能，职责单一，对管理者培训花费的时间较少，有利于发挥每个人的专长。②管理人员的职能明确，容易提高效率。③由于作业计划由计划部门拟订，工具和作业方法标准化，车间现场工长只负责现场指挥与监督，因此非熟练技术的工人也可以从事较复杂的工作，从而降低了整个企业的生产费用。

尽管泰勒认为职能工长制有许多优点，但后来的事实也证明，这种单纯"职能型"的组织结构容易形成多头领导，造成管理混乱。所以，泰勒的这一设想虽然对以后职能部门的建立和管理职能的专业化有较大的影响，但并未真正实行。

8. 例外原则　所谓例外原则，就是指企业的高级管理人员把一般日常事务授权给下属管理人员，而自己保留对例外的事项一般也是重要事项的决策权和控制权，这种例外的原则至今仍然是管理中极为重要的原则之一。

泰勒认为，规模较大的企业不能只依据职能原则来组织和管理，而必须应用例外原则。所谓例外原则，是指企业的高级管理人员把一般的日常事务授权给下级管理人员去负责处理，而自己只保留对例外事项、重要事项的决策和监督权，如重大的企业战略问题和重要的人员更替问题等。泰勒在《工厂管理》一书中曾指出："经理只接受有关超常规或标准的所有例外情况的、特别好和特别坏的例外情况、概括性的、压缩的及比较的报告，以便使他得以有时间考虑大政方针并研究他手下的重要人员的性格和合适性。"

泰勒提出的这种以例外原则为依据的管理控制方式，后来发展为管理上授权原则、分权化原则和实行事业部制等管理体制。

（三）管理工具

1. 在自然科学的方法协助下优化劳动执行。

2. 完全彻底的劳动分工（劳动过程原子化）。

3. 严格区分领导和执行职能活动。

4. 通过古典组织理论进行补充，首先是强调给予任务的一致性原则。

5. 发展和升级员工的特别的、特定职能活动的才能资格。

6. 引入业绩相关的薪酬。

7. 业绩来自才能资格和劳动条件。

（四）应用案例

福特汽车公司之所以取得今天的巨大成就，与福特汽车公司创始人亨利·福特推行科学管理是分不开的。1910 年，福特开始在高地公园新厂进行工厂自动化实验。他率领一群高效率的专家，检测装配线上的每一个环节，试验各种方法，以求提高生产力。而他最重要的突破就是利用甘特图表进行计划控制。创造了世界第一条汽车装配流水线，实现了机械化的大工业，大幅度提高了劳动生产率，出现了高效率、低成本、高工资和高利润的局面。1914 年，福特宣布 8 小时日工资为 5 美元（取代了 9 小时 2.34 美元的工资标准），这个报酬是当时技术工人正常工资的两倍。福特想：这样，制造汽车的工人就能够成为汽车的拥有者了。5 美元一个工作日的消息一公布，大约有数万人不顾冰冷刺骨的天气，涌到福特的海兰公园制造厂申请工作。亨利·福特开创了一个新时代，他独特的汽车生产线和为大众服务的经营理念一方面给自己带来了丰厚的利润，另一方面也改变了美国人的消费观念，从此，美国成了汽车的王国。

三、全面质量管理（TQM）

（一）含义

全面质量管理特点该项质量管理应用于各种管理技术与方法，特别是吸收相关学科的知识，形成既有自己特定内容，又具有多样化的质量管理方法体系。与传统的质量管理方式相比，全面质量的含义、全过程的质量管理和全员参与的质量管理即"三全"管理是全面质量管理的主要特点。

1. **全面质量的含义**　全面质量所包括的意义是广泛的。它不限于产品质量，而且包括服务质量和工作质量等内在的广义质量。不仅限产品在使用价值方面的适用性，而且还包括产品技术功能、价格、交货期、数量：服务等方面特征。为了达到满足顾客在这几方面的要求，还必须通过与此有关方面工作质量的保证。

2. **全过程的质量管理**　其意义是对产品质量形成过程进行管理。产品质量是开发、设计、制造出来的，是储存运输、保管过程中保存下来的，是在安装、调试、使用过程中发挥出来的。因此，全过程的质量管理，不限于生产过程，而且包括市场调研、产品开发设计、生产技术准备、制造、检验、销售、售后服务等质量环的全过程。

3. **全员参加的质量管理**　质量是由全体员工创造出来的，它不只是领导和少数管理干部的事，也不只是操作人员的事，更不只是检验人员的事，而是全体工作人员的事。质量好坏，人人有责。因此，必须依靠全体员工，增强全员教育与培训，从管理人员到工人，从科室车间，都要参与质量管理活动。

中国著名质量管理专家刘源张教授对全面质量管理有过十分精辟的见解：①全面质量管理是改善职工素质和企业素质，以达到提高质量、降低消耗和增加效益的目的；②全面质量管理关键是质量管理工作的协调和督促，而这件事最后只有一把手有权、有力去做。"TQC 是领导 QC"；③管理的历史就是从管人到尊重人。

（二）特点

1. **全面性**　是指全面质量管理的对象，是企业生产经营的全过程。
2. **全员性**　是指全面质量管理要依靠全体职工。
3. **预防性**　是指全面质量管理应具有高度的预防性。
4. **服务性**　主要表现在企业以自己的产品或劳务满足用户的需要，为用户服务。
5. **科学性**　质量管理必须科学化，必须更加自觉地利用现代科学技术和先进的科学管理方法。

（三）PDCA 循环的八个步骤

PDCA 循环是一个质量持续改进模型，包括持续改进与不断提高的 4 个阶段 8 个步骤。①计划阶段：第一步分析质量现状，找出存在的质量问题；第二步分析产生质量问题的原因或影响因素；第三步找出影响质量的主要因素；第四步针对影响质量的主要原因研究对策，制订相应的管理或措施，提出改进计划和行动方案，并预测实际效果。②实施阶段：将预定的质量计划、目标、措施及分工要求等予以实施，成为 PDCA 循环的五步。③检查阶段：根据计划要求，对实际执行情况进行检查，将实际效果与预计目标进行比较，寻找和发现计划执行中的问题并进行改进，作为 PDCA 循环的第六步。④处理阶段：对检查结果进行分析评价和总结，具体分为两个步骤，第七步把结果和经验纳入到有关标准和规范中。巩固已取得的成绩，防止不良结果再次发生。第八步把没有解决的质量问题或新发现的质量问题转入下一个 PDCA 循环，为制订下一轮循环计划提供信息。处理阶段通过总结经验，巩固成绩，工作结果标准化；提出尚未解决的问题，转入下一个循环。原有的问题解决了，又会产生新的问题，问题不断出现又被不断解决，使得 PDCA 循环周而复始地不停运转使得管理问题得到不断改善和完善。

（四）应用案例

改进项目：降低手术器械返洗率。

1. **计划阶段（P）** 调查器械返洗情况，发生原因，收集资料，对手术器械返洗原因进行分析有关的因素：①器械偶存在生锈现象；②平面类器械出现油点现象；③酶洗液 4h 更换一次；④器械表面有干涸的消毒碘伏。

2. **实施阶段（D）** ①细化手术器械维护管理：对所有手术器械进行除锈保护；②细化清洗器械操作流程；③规定手术器械与平面类物品分开清洗，手术器械选择 P1 程序（手术器械清洗程序），使用润滑剂润滑保养。平面类器械选择 P2 程序（平面类器械清洗程序），没有润滑剂润滑保养过程；④与工程师联系，检修清洗机清洗效果；⑤酶洗液使用时间过长，清洗效果下降；⑥专人管理，进行相关知识培训；⑦与手术室人员建立沟通制度⑧对平面类器械表面的碘伏进行脱碘。

3. **检查阶段（C）** ①修改手术器械清洗制度：器械与平面类器械分开清洗，平面类器械表面油点现象基本消失。②酶洗液一用一更换后，酶洗效果更好。③知识培训出席率 100%。④对工作中存在的问题，与手术室进行讨论分析，积极寻找解决问题的方法及改进措施。消毒供应中心工作人员改用酒精脱碘后，再进行酶洗液进行预清洗，实施后评估，酒精脱碘后效果好，达到目标。

4. **总结阶段（A）** 根据检查结果进行总结分析，有效降低手术器械返洗率，并将活动后数值降至目标值，该对策为有效对策。（反之，对策无效需重新制订计划）

四、时间管理（SMART 五大原则）

所谓 SMART 原则

1. 目标必须是具体的（specific）

2. 目标必须是可以衡量的（measurable）

3. 目标必须是可以达到的（attainable）

4. 目标必须和其他目标具有相关性（relevant）

目标必须具有明确的截止期限（time-based），无论是制定团队的工作目标还是员工的绩效目标都必须符合上述原则，五个原则缺一不可。制定的过程也是自身能力不断增长的过程，经理必须和员工一起在不断制定高绩效目标的过程中共同提高绩效能力。

S 代表具体（specific），指绩效考核要切中特定的工作指标，不能笼统；

M 代表可度量（measurable），指绩效指标是数量化或者行为化的，验证这些绩效指标的数据或者信息是可以获得的；

A 代表可实现（attainable），指绩效指标在付出努力的情况下可以实现，避免设立过高或过低的目标；

R 代表现实性（realistic），指绩效指标是实实在在的，可以证明和观察；

T 代表有时限（time-bound），注重完成绩效指标的特定期限。

SMART 原则一：S（specific）——明确性

所谓明确就是要用具体的语言清楚地说明要达成的行为标准。明确的目标几乎是所有成功团队的一致特点。很多团队不成功的重要原因之一就因为目标定的模棱两可，或没有将目标有效地传达给相关成员。

示例：目标——"增强客户意识"。这种对目标的描述就很不明确，因为增强客户意识有许多具体做法，如：减少客户投诉，过去客户投诉率是 3%，现在把它减低到 1.5% 或者 1%。提升服务的速度，使用规范礼貌的用语，采用规范的服务流程，也是增强客户意识的一个方面。

有这么多增强客户意识的做法，我们所说的"增强客户意识"到底指哪一块？不明确就没有办法评判、衡量。所以建议这样修改，比方说，我们将在月底前把前台收银的速度提升至正常的标准，这个正常的标准可能是两分钟，也可能是一分钟，或分时段来确定标准。

实施要求：目标设置要有项目、衡量标准、达成措施、完成期限以及资源要求，使考核人能够很清晰地看到部门或科室月计划要做哪些事情，计划完成到什么样的程度。

SMART 原则二：M（measurable）——衡量性

衡量性就是指目标应该是明确的，而不是模糊的。应该有一组明确的数据，作为衡量是否达成目标的依据。

如果制定的目标没有办法衡量，就无法判断这个目标是否实现。比如领导有一天问"这个目标离实现大概有多远"？团队成员的回答是"我们早实现了"。这就是领导和下属对团队目标所产生的一种分歧。原因就在于没有给他一个定量的可以衡量的分析数据。但并不是所有的目标可以衡量，有时也会有例外，比如说大方向性质的目标就难以衡量。

比方说，"为所有的老员工安排进一步的管理培训"。进一步是一个既不明确也不容易衡量的概念，到底指什么？是不是只要安排了这个培训，不管谁讲，也不管效果好坏都叫"进一步"？

改进一下：准确地说，在什么时间完成对所有老员工关于某个主题的培训，并且在这个课程结束后，学员的评分在 85 分以上，低于 85 分就认为效果不理想，高于 85 分就是所期待的结果。这样目标变得可以衡量。

实施要求：目标的衡量标准遵循"能量化的量化，不能量化的质化"。使制定人与考核人有一个统一的、标准的、清晰的、可度量的标尺，杜绝在目标设置中使用形容词等概念模糊、无法衡量的描述。对于目标的可衡量性应该首先从数量、质量、成本、时间、上级或客户的满意程度五个方面来进行，如果仍不能进行衡量，其次可考虑将目标细化，细化成分目标后再从以上五个方面衡量，如果仍不能衡量，还可以将完成目标的工作进行流程化，通过流程化使目标可衡量。

SMART 原则三：A（attainable）——可实现性

目标是要可以让执行人实现、达到的，如果上司利用一些行政手段，利用权力的影响力一厢情愿地把自己所制定的目标强压给下属，下属典型的反应是一种心理和行为上的抗拒：我可以接受，但是否完成这个目标，有没有最终的把握，这个可不好说。一旦有一天这个目标真完成不了的时候，下属有一百个理由可以推卸责任：你看我早就说了，这个目标肯定完成不了，但你坚持要给我。

"控制式"的领导喜欢自己定目标，然后交给下属去完成，他们不在乎下属的意见和反应，这种做法越来越没有市场。今天员工的知识层次、学历、自己本身的素质，以及他们主张的个性张扬的程度都远远超出从前。因此，领导者应该更多地吸纳下属来参与目标制定的过程，即便是团队整体的目标。

定目标成长，就先不要想达成的困难，不然热情还没点燃就先被畏惧给打消念头了。实施要求：目标设置要坚持员工参与、上下左右沟通，使拟订的工作目标在组织及个人之间达成一致。既要使工作内容饱满，也要具有可达性。可以制定出跳起来"摘桃"的目标，不能制定出跳起来"摘星星"的目标。

SMART 原则四：R（relevant）——相关性

目标的相关性是指实现此目标与其他目标的关联情况。如果实现了这个目标，但对其他的目标完全不相关，或者相关度很低，那这个目标即使被达到了，意义也不是很大。因为毕竟工作目标的设定，是要和岗位职责相关联的，不能跑题。比如一个前台，你让她学点英语以便接电话的时候用得上，这时候提升英语水平和前台接电话的服务质量有关联，即学英语这一目标与提高前台工作水准这一目标直接相关。若你让她去学习 6sigma，就比较跑题了，因为前台学习 6sigma 这一目标与提高前台工作水准这一目标相关度很低。

SMART 原则五：T（time-based）——时限性

目标特性的时限性就是指目标是有时间限制的。例如，我将在 2005 年 5 月 31 日之前完成某事。5 月 31 日就是一个确定的时间限制。没有时间限制的目标没有办法考核，或带来考核的不公。上下级之间对目标轻重缓急的认识程度不同，上司着急，但下面不知道。到头来上司可以暴跳如雷，而下属觉得委屈。这种没有明确的时间限定的方式也会带来考核的不公正，伤害工作关系，伤害下属的工作热情。

实施要求：目标设置要具有时间限制，根据工作任务的权重、事情的轻重缓急，拟订出完成目标项目的时间要求，定期检查项目的完成进度，及时掌握项目进展的变化情况，以方便对下属进行及时的工作指导，以及根据工作计划的异常情况变化及时地调整工作计划。

总之，无论是制定团队的工作目标，还是员工的绩效目标，都必须符合上述原则，五个原则缺一不可。制定的过程也是对部门或科室先期的工作掌控能力提升的过程，完成计划的过程也就是对自己现代化管理能力历练和实践的过程。

（魏凯静　赵云呈）

第二节　消毒供应中心质量管理原则与方法

一、质量管理原则

（一）原则 1：以顾客为中心

与所确定的顾客要求保持一致。了解顾客现有的和潜在的需求和期望。测定顾客的满意度并以此作为行动的准则。

1. 实施本原则要开展的活动

（1）全面地理解顾客对于产品、价格、可依靠性等方面的需求和期望。

（2）谋求在顾客和其他受益者（所有者、员工、供方、社会）的需求和期望之间的平衡。

（3）将这些需求和期望传达至整个组织。

（4）测定顾客的满意度并为此而努力。

（5）管理与顾客之间的关系。

2. 实施本原则带来的效应

（1）对于方针和战略的制订，使得整个组织都能理解顾客以及其他受益者的需求。

（2）对于目标的设定，能够保证将目标直接与顾客的需求和期望相关联。

（3）对于运作管理，能够改进组织满足顾客需求的业绩。

（4）对于人力资源管理，保证员工具有满足组织的顾客所需的知识与技能。

（二）原则 2：领导作用

设立方针和可证实的目标，方针的展开，提供资源，建立以质量为中心的企业环境。明确组织的前景，指明方向，价值共享。设定具有挑战性的目标并加以实现。对员工进行训练、提供帮助并给予授权。

1. 实施本原则要开展的活动

（1）努力进取，起领导的模范带头作用。

（2）了解外部环境条件的变化并对此做出响应。

（3）考虑到包括顾客、所有者、员工、供方和社会等所有受益者的需求。

（4）明确地提出组织未来的前景。

（5）在组织的各个层次树立价值共享和精神道德的典范。

（6）建立信任感、消除恐惧心理。

（7）向员工提供所需要的资源和在履行其职责和义务方面的自由度。

（8）鼓舞、激励和承认员工的贡献。

（9）进行开放式的和真诚的相互交流。

（10）教育、培训并指导员工。

（11）设定具有挑战性的目标。

（12）推行组织的战略以实现这些目标。

2. 实施本原则带来的效应

（1）对于方针和战略的制订，使得组织的未来有明确的前景。

（2）对于目标的设定，将组织未来的前景转化为可测量的目标。

（3）对于运作管理，通过授权和员工的参与，实现组织的目标。

（4）对于人力资源管理，具有一支经充分授权、充满激情、信息灵通和稳定的劳动力队伍。

（三）原则3：全员参与

划分技能等级，对员工进行培训和资格评定，明确权限和职责。利用员工的知识和经验，通过培训使得他们能够参与决策和对过程的改进，让员工以实现组织的目标为己任。

1. 实施本原则员工要开展的活动

（1）承担起解决问题的责任。

（2）主动地寻求机会进行改进。

（3）主动地寻求机会来加强他们的技能、知识和经验。

（4）在团队中自由地分享知识和经验。

（5）关注为顾客创造价值。

（6）对组织的目标不断创新。

（7）更好地向顾客和社会展示自己的组织。

（8）从工作中得到满足感。

（9）作为组织的一名成员而感到骄傲和自豪。

2. 实施本原则带来的效应

（1）对于方针和战略的制订，使得员工能够有效地对改进组织的方针和战略目标作出贡献。

（2）对于目标的设定，让员工承担起对组织目标的责任。

（3）对于运作管理，让员工参与适当的决策活动和对过程的改进。

（4）对于人力资源管理，让员工对他们的工作岗位更加满意，积极地参与有助于个人的成长和发展活动，符合组织的利益。

（四）原则 4：过程方法

建立、控制和保持文件化的过程，清楚地识别过程外部 / 内部的顾客和供方。着眼于过程中资源的使用，追求人员、设备、方法和材料的有效使用。

1. 实施本原则要开展的活动

（1）对过程给予界定，以实现预期的目标。

（2）识别并测量过程的输入和输出。

（3）根据组织的作用识别过程的界面。

（4）评价可能存在的风险、因果关系以及内部过程与顾客、供方和其他受益者的过程之间可能存在的相互冲突。

（5）明确地规定对过程进行管理的职责、权限和义务。

（6）识别过程内部和外部的顾客、供方和其他受益者。

（7）在设计过程时，应考虑过程的步骤、活动、流程、控制措施、培训需求、设备、方法、信息、材料和其他资源，以达到预期的结果。

2. 实施本原则带来的效应

（1）对于方针和战略的制订，使得整个组织利用确定的过程，能够增强结果的可预见性、更好地使用资源、缩短循环时间、降低成本。

（2）对于目标的设定，了解过程能力有助于确立更具有挑战性的目标。

（3）对于运作管理，采用过程的方法，能够以降低成本、避免失误、控制偏差、缩短循环时间、增强对输出的可预见性的方式得到运作的结果。

（4）对于人力资源管理，可降低在人力资源管理（如人员的租用、教育与培训等）过程的成本，能够把这些过程与组织的需要相结合，并造就一支有能力的劳动力队伍。

（五）原则 5：系统管理

建立并保持实用有效的文件化的质量体系。识别体系中的过程，理解各过程间的相互关系。将过程与组织的目标相联系。针对关键的目标测量其结果。

1. 实施本原则要开展的活动

（1）通过识别或展开影响既定目标的过程来定义体系。

（2）以最有效地实现目标的方式建立体系。

（3）理解体系的各个过程之间的内在关联性。

（4）通过测量和评价持续地改进体系。

（5）在采取行动之前确立关于资源的约束条件。

2. 实施本原则带来的效应

（1）对于方针和战略的制订，制订出与组织的作用和过程的输入相关联的、全面的和具有挑战性的目标。

（2）对于目标的设定，将各个过程的目标与组织的总体目标相关联。

（3）对于运作管理，对过程的有效性进行广泛的评审，可了解问题产生的原因并适时地进行改进。

（4）对于人力资源管理，加深对于在实现共同目标方面所起作用和职责的理解，能够减少相互交叉职能间的障碍，改进团队工作。

（六）原则 6：**持续改进**

通过管理评审、内／外部审核以及纠正／预防措施，持续地改进质量体系的有效性。设定现实的和具有挑战性的改进目标，配备资源，向员工提供工具、机会并激励他们为持续地改进过程做出贡献。

1. 实施本原则要开展的活动

（1）将持续地对产品、过程和体系进行改进作为组织每一名员工的目标。

（2）应用有关改进的理论进行渐进式的改进和突破性的改进。

（3）周期性地按照"卓越"的准则进行评价，以识别具有改进的潜力的区域。

（4）持续地改进过程的效率和有效性。

（5）鼓励预防性的活动。

（6）向组织的每一位员工提供有关持续改进的方法和工具方面教育及培训。

（7）制订措施和目标，以指导和跟踪改进活动。

（8）对任何改进给予承认。

2. 实施本原则带来的效应

（1）对于方针和战略的制订，通过对战略和商务策划的持续改进，制订并实现更具竞争力的商务计划。

（2）对于目标的设定，设定实际的和具有挑战性的改进目标，并提供资源加以实现。

（3）对于运作管理，对过程的持续改进涉及组织内员工的参与。

（4）对于人力资源管理，向组织的全体员工提供工具、机会和激励，以改进产品、过程和体系。

（七）原则 7：**基于事实的决策方法**

以审核报告、纠正措施、不合格品、顾客投诉以及其他来源的实际数据和信息作为质量管理决策和行动的依据。把决策和行动建立在对数据和信息分析的基础之上，以期最大限度地提高生产率，降低消耗。通过采用适当的管理工具和技术，努力降低成本，改善业绩和市场份额。

1. 实施本原则要开展的活动

（1）对相关的目标值进行测量，收集数据和信息。

（2）确保数据和信息具有足够的精确度、可靠性和可获取性。

（3）使用有效的方法分析数据和信息。

（4）理解适宜的统计技术的价值。

（5）根据逻辑分析的结果以及经验和直觉进行决策并采取行动。

2. 实施本原则带来的效应

（1）对于方针和战略的制订，根据数据和信息设定的战略方针更加实际、更可能实现。

（2）对于目标的设定，利用可比较的数据和信息，可制订出实际的、具有挑战性的目标。

（3）对于运作管理，由过程和体系的业绩所得出的数据和信息可导致改进和防止问题的再发生。

（4）对于人力资源管理，对从员工监督、建议等来源的数据和信息进行分析，可指导人力资源方针的制定。

（八）原则8：互利的供方关系

适当地确定供方应满足的要求并将其文件化。对供方提供的产品和服务的情况进行评审和评价。与供方建立战略伙伴关系，确保其在早期参与确立合作开发以及改进产品、过程和体系的要求。相互信任、相互尊重，共同承诺让顾客满意并持续改进。

1. 实施本原则要开展的活动

（1）识别并选择主要的供方。

（2）与供方的关系建立在兼顾组织和社会的短期利益和长远目标的基础之上。

（3）清楚地、开放式地进行交流。

（4）共同开发、改进产品和过程。

（5）共同理解顾客的需求。

（6）分享信息和对未来的计划。

（7）承认供方的改进和成就。

2. 实施本原则带来的效应

（1）对于方针和战略的制订，通过发展与供方的战略联盟和合作伙伴关系，赢得竞争的优势。

（2）对于目标的设定，通过供方早期的参与，可设定更具挑战性的目标。

（3）对于运作管理，建立和管理与供方的关系，以确保供方能够按时提供可靠的、无缺陷的产品。

（4）对于人力资源管理，通过对供方的培训和共同改进，发展和增强供方的能力。

二、质量管理常用方法

（一）品管圈

1. **概念**　品管圈（quality control circle，QCC）是由在相同、相近或有互补性质工作场所的人们自动自发组成数人一圈的活动团队，通过全体合作、集思广益，按照一定的活动程序，运用科学统计工具及品管手法，来解决工作现场、管理、文化等方面所发生的问题及课题。

上述定义可以从以下几个方面来解释：

（1）活动小组：同一工作现场或工作相关联的人员组成，人员上至公司高层、中层管理人员、技术人员、基层管理人员，下至普通的员工。QCC 小组一般由 3 ~ 10 人组成，人数太少，方案对策不全面，人数太多，意见难统一，效率高效果反而不明显。

（2）自动自发：QCC 小组活动由各级员工自发组成，通常公司高层领导不会强迫员工实施 QCC 活动，只提供实施 QCC 活动条件和奖励机制。

（3）活动主题：每次 QCC 活动都会有一个明显的主题，围绕产品生产、技术攻关、工艺改良、质量改进、工序改造等方面提出，主题范围广泛多样。

（4）活动目的：每次活动都是为了改进企业或部门工作的某个方面。目的是提高效率、效果和效益。

（5）活动方法：解决问题的方法多应用现代企业管理科学的统计技术和工具的一种或几种相结合。

2. **应用** 品管圈应用的十大步骤：

（1）**主题选定**：品管圈活动是不断对自己的工作场所进行管理与改善，因此首先必须选定一个主题，而此主题应该是圈员根据自己工作现场的问题点而选择。主题的选定极为重要，如果选择适当，则整期的活动必顺畅且有效果；反之，不但没有效果，而且活动起来困难重重。

1）主题选定的四大步骤

①**发现问题**：选题时圈员们应先讨论，并列出工作现场的问题点。刚开始时圈员们通常没有问题意识，不容易找出现场的问题点，此时可依下文介绍的选题方向来激发问题的出现。

②**选定主题**：圈员们列出了 4 ~ 8 个问题点后，即可通过讨论选出一介最适当的问题，作为本期活动主题。主题选定的方法大致可分成 6 种：

多种投票法：依清单所列的项目投票，可分为 N 回合（至少两回，多轮淘汰制）。

排序法：对所列项目以数字进行排序，将所给的排序分数加总，分数越多者越重要。

加权投票法：每人将 10 分分配给不同的项目（亦可给 0 分），将分数加总，分多者重要。

评价法：依评价项目进行打分，将备选主题的分数求和，分最高者则为活动主题。

共识标准法：圈员 8 人以上，拟选主题 10 ~ 20 项，需统一意见后才能继续进行时可选用。

完全分析标准法：以系统的方式浓缩意见；通过选择、加权；利用标准来进行方案的选取。

③**衡量指标：** 主题选定后须对"衡量指标"进行具体的定义与说明。如选出的主题为"降低硬质容器湿包率"，则需针对衡量指标"湿包率"的计算方式加以说明。

④**选题理由：** 主题对于本圈、医院的**重要性**；表达方式需**力求具体**且应为事实；数据**能够量化**，并尽可能以数据表示；全体圈员**有兴趣参加**的原因；全员**达成共识**且能通力合作。

2）问题书写格式

动词（正向或负向） 降低

名词（改善的本体） 硬质容器

衡量指标 湿包率

（2）**拟订活动计划：** 预估各步骤所需时间、决定活动日程及工作分配、拟订活动计划书，并取得上级核准、进行活动监控。

1）拟订活动计划书可分 4 步骤：预估各步骤所需时间；决定活动日程及圈员的工作分配；制订活动计划书，并取得上级核准；进行活动进度管控。以上步骤完成后可以绘制甘特图。一般用虚线表示计划线，用实线表示实施线。实施线若与计划线不符，各步骤负责人应记录两者差异的原因，以便活动后的检讨与改善。

2）拟订活动计划时，可按下列规则分配时间：Plan（步骤一至六，从主题选定到对策拟订）：30% 的时间；Do（步骤七，对策实施与检讨）：40% 的时间；Check（步骤八或九，效果确认和标准化）20% 的时间；Action（步骤十，检讨与改进）：10% 的时间；也可根据实际情况和圈的经验及能力做适当调整。

（3）**现状把握：** 三现原则：对现地，现物，做现实观察。

1）流程图：充分掌握现行工作内容。

2）查检表：观察记录现象与标准的差距及变化，是在收集数据过程中设计的一种表格，是用来**记录事实**和**分析事实**的统计表，它将有关的项目和预定收集的数据有系统地加以汇总，以便于现况的掌握与了解。

3）柏拉图：归纳出本次主题的特性。柏拉图是根据所搜集的数据（如利用查检表、层别法或特性要因图所圈选的项目），按不良原因、不良状况、不良项目、不良发生的位置等不同区分标准而加以整理、分类，以寻求**占最大比例的原因、状况或位置**，从左到右按递减方式排列的长条图，每个长条表示一个原因，再加上累积值的图形。

柏拉图共有两条纵轴，左边的为要因的次数或频率，右边则为要因的累计百分比。柏拉图的**"80/20"原理**就是说明：**找出产生造成最大错误（80%）的主要因素（20%）**，这就是柏拉图精神（图 2-1）。

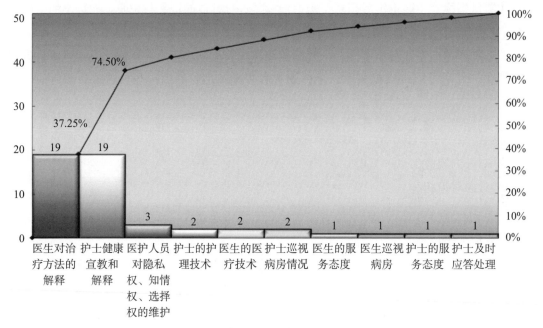

图 2-1 拉式图

（4）**目标设定**

1）设定完成期限：目标设定完成期限一般约 3 个月，依问题的大小而定。

2）目标达成的可能性：目标设定可以通过查找文献、参考兄弟单位的标准或进行自我挑战。要考虑目标达成的可能性，是否为能力所及，是否能于活动期限内完成。

3）目标值的**计算公式**：

目标值 = 现况值 − 改善值

= 现况值 −（现况值 × 改善重点 × **圈能力**）

（5）**解析**：要针对存在的问题分析原因；分析问题要展示全貌；5M1E：人、机器、材料、方法、环境，测量几个角度分析；分析问题要彻底。可用特性要因图、系统图或关联图等工具进行解析。如时间允许，可把要因重新查检或分析可找出真正的原因。

（6）**制定对策**：前一个步骤利用鱼骨图已将改善主题的主要原因找出来了，接着就要提出改善的对策。以系统图方法、80/20 原则及脑力激荡等拟订对策，针对主要原因拟订具体对策，一个原因可衍生出多个对策，依效益性、可行性、困难性、预算等各种因素做综合评价，选择要实施的改善的方案。改善实施前，先要获得上级的核准。

1）针对要因或真因来思考改善对策，可用头脑风暴的方式进行讨论。

原因：所有可能造成问题的因素都可称之为"原因"。

要因：根据经验或**投票**所圈选出来的原因称为"要因"，这些要因并没有经过现场数据收集的方式来加以验证。

真因：到**现场**针对现物进行数据收集，所**验证**出来的真正原因，也就是用数据圈选出来的原因。

真因的确认对于品管圈活动极为重要，若真正原因没有被发掘出来，在以后"对策拟订"时就无法针对影响最大的原因做深入的对策研拟，结果可能导致对策效果不佳，甚至是无效的对策。因此，在这一步骤，发现真正影响因素是非常重要的一件事。

2）评价改善对策，全体圈员就每一评价项目，依可行性、经济性、圈能力等指标进行对策决定。

3）对策内容应为永久有效对策，而不是应急临时对策。

4）考虑对策相互关系，拟订实施顺序及时间并进行圈员的工作分配。

5）对策拟订后，需获得上级核准方可执行。

（7）**对策实施及检讨：**将改善方案依 PDCA 循环彻底实施，有效运用统计方法，以数据表示实施的成果。发现方案无效时应立即停止，并重新拟订对策。

1）实施前应召集相关人员进行说明及教育训练。取得相关人员的了解及正确教导的做法，是对策实施过程成败的关键。

2）实施过程中，负责专项责任的圈员，应负起指导的责任，并控制过程中的正确做法。

3）在这过程中，应密切注意实施状况，对发生的任何状况，无论正面或反面的，必须详加记录，作为检讨用。

4）实施中，如发现效果不佳，可重新调整后实施。如发现有反馈效果或异常时，应立即停止，改用其他对策。

（8）**效果确认：**把实施结果与改善目标加以比较，注意衍生的效果，尤其是负效果应采取应对措施，列举出直接的、定量的、经过确认的效果（经济效益），列举出间接的、衍生的或无形的效果，必须做一一确认。改善前后结果以柏拉图或其他图形比较。

1）此阶段的效果确认是全部的对策实施完毕一段时间后所得到的效果，某些对策也许会有相辅相成的效果，所以在这一阶段是做总效果的确认。

2）有形成果是直接的、可定量的、经过确认的效果。目标达成率和进步率的计算：达成率＝[（改善后数据－改善前数据）/（目标值－改善前数据）]×100%；进步率＝[（改善后数据－改善前数据）/改善前数据]×100%。目标达成率100%±10% 是不错的，目标达成率高于150% 或低于80% 应提出说明。有形成果的效果确认可用柱状图、推移图、柏拉图来再度直观表示。

3）无形成果是间接的、衍生的、无形的效果。无形成果的效果确认可以用文字条例的方式表示，也可用更直观的雷达图评价法表示。

4）如果效果不佳，应重新探讨，也许是原因找错，也许是对策措施不对，此时应考虑是否重新回到原因解析，还是回到对策拟订，重新来一遍。如此的 PDCA 管理循环，有耐心地去做，终究可以达到预期的效果。

（9）**标准化**：做好文书（标准书）上的手续，对新的标准实施教育训练，拟订预防再度发生的措施、水平展开、纳入日常管理体系，进行管理。

1）效果确认后，若对策有效，应继续维持改善后的成效，此时就需将改善的操作方法加以标准化，或建立起作业标准书，标准书写不可长篇大论或模棱两可。需明确地制订各阶层人员对于作业项目责任与权责，以作为作业程序制订标准作业基准，使该作业程序确认并拟订防止再发（再度发生前或予以预防）的方法，亦可为相同其他单位部门的作业参考与效仿。

2）需将标准化所规范的操作程序，通过持续的教育与训练的方式，使部门内所有同事能够了解、遵守进而加以落实。标准化后的对策，需持续进行监控并转化成日常管理项目，以防范问题再度发生。

（10）**检讨与改进**：以上步骤均须持续检讨及改进，将改善过程全盘性的反省及评价、明确残留的问题或新发生的问题，把今后的计划整理出来，作成《活动报告书》，呈报上级主管审核、追踪本次标准化的遵守状况、定期查核是否达到预计的效果。

由于品管圈的运作并非一个圈完成而终止，而是持续不断地针对部门内的问题进行改善，因此活动结束后应列出下期活动主题，以贯彻品管圈的精神。就品管圈活动而言，此即为 PDCA 的 "A" 部分，通过此步骤让下一期 QCC 运作更流畅。

（二）5S 管理

1. **概念** 也称为"五常法则"或"五常法"，强调从开发，而不是通过大量投资来解决问题；5S 是整理（seiril）、整顿（seiton）、清扫（seiso）、清洁（seikeetsu）和素养（shit-suke）五个项目，因日语的罗马拼音均以 "S" 开头而简称 5S 管理。

2. **应用**

（1）**整理**

定义：区分要与不要的物品，现场只保留必需的物品。

目的：改善和增加作业面积；现场无杂物，行道通畅，提高工作效率；减少磕碰的机会，保障安全，提高质量；消除管理上的混放、混料等差错事故；有利于减少库存量，节约资金；改变作风，提高工作情绪。

意义：把要与不要的人、事、物分开，在将不需要的人、事、物加以处理，对生产现场的现实摆放和停滞的各种物品进行分类，区分什么是现场需要的，什么是现场不需要的；其次对工作现场的各处、各个死角，都要彻底搜寻和清理，达到现场无不用之物。

（2）**整顿**

定义：必需品依规定定位、定方法摆放整齐有序，明确标示。

目的：不浪费时间寻找物品，提高工作效率和产品质量，保障生产安全。

意义：把需要的人、事、物加以定量、定位。通过前一步整理后，对生产现场需要留下的物品进行科学合理的布置和摆放，以便用最快的速度取得所需之物，在最有效的规章、制度和最简洁的流程下完成作业。

（3）清扫

定义：清除现场内的脏污、清除作业区域的物料垃圾。

目的：清除"脏污"，保持现场干净、明亮。

意义：将工作场所的污垢去除，使异常的发生源很容易发现，是实施自主保养的第一步，主要是在提高设备稼动率。

（4）清洁

定义：将整理、整顿、清扫实施的做法制度化、规范化，维持其成果。

目的：认真维护并坚持整理、整顿、清扫的效果，使其保持最佳状态。

意义：通过对整理、整顿、清扫活动的坚持与深入，从而消除发生安全事故的根源。创造一个良好的工作环境，使职工能愉快地工作。

（5）素养

定义：人人按章操作、依规行事，养成良好的习惯，使每个人都成为有教养的人。

目的：提升"人的品质"，培养对任何工作都讲究认真的人。

意义：努力提高员工的自身修养，使员工养成良好的工作、生活习惯和作风，让员工能通过实践 5S 获得人身境界的提升，与企业共同进步，是 5S 活动的核心。

（三）根本原因分析法

1. **概念** 根本原因分析法（root cause analysis，RCA）是一种回溯性失误分析工具，主要内涵式分析重点在整个系统及过程的改善，而非个人执行上的咎责。经过 RCA 的分析，可了解造成失误的过程及原因，进而检讨及改善程序以减少失误的发生率。运用质性与量性兼具的 RCA 手法，能够深入弄清问题的纠结点，此外，透过 RCA 最终成果所产生的可接受、可实际执行的行动计划，实际进行改善，可避免未来类似事件再发生。

2. **应用**

（1）**需要进行个别 RCA 事件**

1）起因为系统问题事件。利用异常事件决策树，发现并判断系统问题。

2）排除犯罪行为、酒精、药物成瘾等不安全行为。

3）后果严重的异常事件（如病人死亡、严重伤害等）或警讯事件。

4）风险评估为一级或二级（SAC=1 或 2）的事件。

5）其他医院政策规定的异常事件。

（2）**异常事件决策树**

1）异常事件决策树（incident decision tree，IDT）根据流程图，公平且一致地检视各个环节，把焦点集中于组织系统而非指责个人。

2）异常事件决策树（IDT）包含四个检视：刻意伤害检视：此伤害是否为蓄意而为；

能力检视：是否因个人健康或其他原因而造成病人伤害；外部检视：是否因违反安全规范或标准作业而造成病人伤害；情境检视：换成另一个是否会犯同样的错误。

（3）**严重度评估矩阵**

1）严重度矩阵（severety assessment code，SAC）：严重度矩阵是依据事件的严重程度与事件的发生频率为两轴呈现出的风险矩阵，透过 SAC 分级级数科协助医院面临所发生的异常事件具备优先处理的判断，以评估介入的必要性。

2）各级数的行动策略建议：级数 1（严重风险）：立即采取行动进行根本原因分析，并研拟改善措施，应立即通报院方管理阶层；级数 2（高度风险）：告知院方管理阶层并进行根本原因分析或由该部门提出改善方案并持续监测；级别 3（中度风险）：告知部门管理者，若有财产损失则须告知院方管理阶层，由该部门提出改善方案并持续监测；级别 4（轻度风险）：经由常规处理，并由该部门提出改善方案及持续监测。

临界错失，以错误一旦发生可造成的最严重后果归类。当事评估为级数 3 或 4 但可能引起外界注意的事件仍需告知管理阶层。

（4）**RCA 进行阶段**

1）事件调查及回顾：包括组织 RCA 团队、定义问题及收集资料以探讨问题。进行情境描述（按时间顺序）可帮助小组在分析问题与制定改善措施时清楚关键所在。

定义问题应呈现"做错了什么事"以及"造成什么结果"，而非直接点出"为什么会发生"。尽快收集事件的相关信息。

2）找出近端原因：虽然事件的发生常常看似偶发，却往往呈现多层面问题；如何从中找出优先的问题来分析，小组必须严谨地制定排序的标准。确定发生了什么事及为何会发生。找出事件最直接相关的原因，以便进一步定义事件，并叙述所有与事件发生有关的因子。针对事件做初步分析，即时介入并采取必要措施。

3）确认根本原因：此步骤在于找出根本原因，这代表着更深层的探索与发掘，以确认问题的根本原因。根本原因是事件最基础的因素。在这个步骤是最费时间与心力的，需要打破砂锅问到底。

4）设计及执行改善的行动计划：找到根本原因只成功了一半，必须要有具体的规则及设计改善行动，并贯彻改善措施，防止相同事件再次发生。结合 FOCUS-PDCA 原则进行。

① FOCUS：

寻找可改善的流程；

组织一个了解该流程的团队；

阐明该流程的认知；

了解该流程生变数的原因；

选择改善流程。

② PDCA：

拟订改善计划并进行持续性的资料收集；

进行改善，继续进行资料的收集及分析；

检查成果，并从团队中学习；

建立措施及保持好的部分，并继续改善流程。

（四）FMEA

1. **概念** 失效模式与效应分析（failure mode and effects analysis，FMEA）是一种前瞻性可靠度分析法，为确认、分析和记录系统内可能存在的失效模式，主要在探讨系统内潜在失效原因及发生时对系统、次系统所造成的影响，并针对系统潜在问题提出适当的预防措施或改进方案。

2. **应用**

（1）**选择一个高风险流程，确定主题。** 高复杂性（步骤多）的流程：高差异性的输入来源；未标准化的流程；紧密相连的流程；操作时间间隔太紧或太松的；高度依赖人员的判断或决定的。例如给药、手术或其他操作使患者置于风险中（放疗、CT扫描、MRI等）、使用血液和血制品。

（2）**组成团队。** 所有成员必须经过FMEA的培训；团队成员应包括对相关流程了解的主管级员工，代表不同层级和种类知识；如是跨科室流程，需要组成一个跨部门的团队，应由医院管理职能科室牵头组织；成员以7~9人，最好不超过10人。

（3）**绘制流程图，并进行失效模式分析。** 分析每一个流程中的每一个步骤，列出所有可能的失效模式；分析并列出每一个失效模式中所有可能的潜在原因；制作失效模式调查表（严重度S，失效模式发生频度O，不易探测度D）；评判标准。

（4）**评判结果**

1）事先风险数（risk priority number RPN）计算方法

RPN分别指严重度（S）、频度（O）和不易探测度（D）三方面的乘积，

$$RPN=S \times O \times D$$

严重度（S）：是指假如这个失效模式发生，伤害发生的可能性有多高。在1~10分之间选择一个分数，1表示"伤害非常不可能发生"，而10表示"严重伤害非常可能发生"，以病人为例，10分通常指的是死亡。

频度（O）发生的可能性：是指这个失效模式发生的可能性有多高。可在1~10分之间选择一个分数，1表示"非常不可能发生或罕见"，而10表示"非常可能发生"。

不易探测度（D）可能性：是指假如这个失效模式发生，被侦测的可能性有多高。可在1~10分之间选择一个分数，1表示"非常可能被探测到"，而10表示"非常不可能被探测到"。

2）等级标准：采用描述方法分级，严重度（S）分为极为严重、严重、中度严重和轻

度严重4级；频度（O）和不易探测度（D）分为罕见、不太可能、有可能、很可能和非常可能5级。

（5）**制定改进措施，拟订改进计划**：按照失效模式与潜在风险因素分别制定相应的改进措施，尽可能减少失效模式发生机会的条件；建立屏障，让失效模式一旦发生就可以轻易被察觉；降低失效模式发生后可能造成伤害的严重性。将责任落实到具体科室和个人，并规定完成时间；按照 PDCA 循环原理制定实施进度表。

（6）**改进实施及再次评估结果**：项目改进实施后应重新计算 BNP 值，并与实施前进行对比，评估其效果。

（五）PDCA

1. **概念** 又称戴明环，是管理学中的一个通用模型，由美国质量统计之父休哈特提出的 PDS 演化而来。1950 年由美国的戴明博士将其带到日本，其在全面质量管理工作中得到广泛的应用。PDCA 循环管理是全面质量管理所应遵循的科学程序。

2. **应用**

（1）**"F"阶段**（find a process to improve）——**发现问题**。"F"阶段，即发现问题阶段。主要是发现问题，确认问题，根据确认的问题收集数据及相关资料。查找问题一般从高风险、高频率、易出错的问题入手，同时注意贯彻落实卫生行政部门的政策、医院年度目标实现状况及倾听医院内外部的声音。标杆分析法、趋势图是该阶段常用的基本工具。

1）标杆学习法：是一种评估方法。用这种方法把本院在某一具体过程的自身表现与某一被认可的领先医院在同一过程中"最优方法"表现进行比较，发现或确认缺点和不足，从而建立一个基线或标准。

2）趋势图：也可称为统计图或统计图表，用来表示时间与数量的关系，即因时间关系而产生的各项资料相对变化的情形。为反映同一事物在不同时间里所发展变化的情况可以选择趋势图。

（2）**"O"阶段**（organize a team that knows the process）**成立 CQI**：CQI 是一个临时性组织，主要围绕发现的问题，运用质量管理理论和方法，以改进质量、降低消耗和提高经济效益为目的。

（3）**"C"阶段**（clarify the current knowledge of the process）：明确现行流程和规范，查找最新知识和有用的信息。完成该阶段工作主要涉及方向和流程图。

（4）**"U"阶段**（understand the causes of process variation）：问题的根本原因分析通过使用鱼骨图、排列图、散点图等工具分析数据资料，并通过分析的结果，反复问为什么，把问题逐渐引向深入，最终找出导致问题发生的作用。

（5）**"S"阶段**（select the process improvement）**选择流程改进的方案**：最佳改进方案的确定应与医院宗旨一致；对达到目标的贡献最大，并且花费少，困难相对较少。一般可以根据公式进行计算，最后根据得分选择最终方案、对于一些需要获得批准才能执行的流程一定要向相应的主管领导或管理委员会报批。选择流程改进的最佳方案最常用的基本工具是头脑风暴法。

（6）"P"阶段（Plan The Improvement and Continued Data Collection）**计划阶段**：在计划阶段就要明确制订行动计划、资料收集与分析计划，明确以下问题：①确定相关工作责任人，哪些部门、哪些人员完成什么样的任务；②明确每个实施步骤的工作任务、实施过程控制的方法；③预计任务实施需要的时间；④明确在改进过程中的哪些环节实施测量。⑤明确数据收集的方式及收集方式科学性。

（7）"D"阶段（do the improvement，data collection and analysis）**实施阶段在措施实施阶段应注意**：①如果在对策措施实施过程中遇到困难，CQI 小组组长应组织小组成员讨论、修改对策措施，按新的对策措施实施；②每条对策措施实施后，要收集有关数据，并与对策表中的目标进行对比，检查对策措施是否彻底并达到要求；③ CQI 小组组长除了完成自己的工作外，还要定期检查实施过程。

（8）"C"阶段（check and study the results）**检查阶段**：在确保检验数据收集科学准确的基础上，确认实际结果是否达到预期目标或与预期目标的差别及差距在哪里，确认每项措施的有效性并得出结论。根据改进措施的效果及预期目标的达成情况，一般有三类结论。①保持对流程的改变：改进措施得到有效实施后出现的最佳结果。②放弃改变：这种结果往往是由于医院内外环境等不可抗拒的因素影响导致的结果。③进一步研讨后再下定论：一般是在没有出现预期的结果时出现的结论。在此定论之前需要确认是否严格按照计划来实施对策，如果是，就意味着对策失败，那就要重新进行最佳方案的确定；如果不是，就要严格控制实施对策的执行，继续完善收集数据后给予定论。柱状图显示一段时间内数据的变化或描述各项目之间数据的比较。

（9）"A"阶段——**处理阶段**：处理阶段 PDCA 循环的关键环节，是流程标准化、经验推广及进一步总结的过程。标准化要将整个流程制度化，确保系统流程稳定运行，并通过成功汇报等形式将经验从单一部门推广至全院。进一步总结就是要发掘这一 PDCA 中尚未解决的问题，把它们转到下一个 PDCA 循环，处理阶段具有承上启下的作用。

三、各种管理工具的应用

（一）头脑风暴

1. **含义** 是由美国奥斯提出的，一种激发集体智慧产生和提出创新设想的思维方法。是一个有组织的、创造性的过程，在此过程中，一组人员会在短时间内尽可能多地提出多种观点。头脑风暴会激发创意并鼓励从多个角度看待问题。如果正确进行，头脑风暴会为成员表达观点提供一个安全的环境，并可加强团队整体的力量。

2. **基本原则** 没有不好的观点；目标不在于数量，而非质量；不得批判别人的观点；每次应只由一个人发言；别人发表观点时，请不要打断；将基本规则张贴在墙上，这样有人不小心违反规则时就不会存在私人矛盾。

3. 应用

（1）**确定议题**：一个好的头脑风暴法从对问题的准确阐明开始。因此，必须在会前确定一个目标，使与会者明确通过这次会议需要解决什么问题，同时不要限制可能的解决方案的范围。一般而言，比较具体的议题能使与会者较快产生设想，主持人也较容易掌握；比较抽象和宏观的议题引发设想的时间较长，但设想的创造性也可能较强。

（2）**会前准备**：为了使头脑风暴畅谈会的效率较高，效果较好，可在会前做一点准备工作。如收集一些资料预先给大家参考，以与会者了解与议题有关的背景资料和外界动态。就参加者而言，在开会之前，对于要解决的问题一定要有所了解。会场可作适当布置，座位排成圆环形的环境往往比教室式的环境更为有利。此外，在头脑风暴会正式开始前还可以出一些创造力测验题供大家思考，以便活跃气氛，促进思维。

（3）**确定人选**：一般 8 ~ 12 人为宜，也可略有增减（5 ~ 15 人）。与会者人数太少不利于交流信息，激发思维而人数太多则不容易掌握，并且每个人发言的机会相对减少，也会影响会场气氛。只有在特殊情况下，与会者的人数可不受上述限制。

（4）**明确分工**：要推定一名主持人，1 ~ 2 名记录员（秘书）。主持人的作用是在头脑风暴畅谈会开始时重申讨论的议题和纪律，在会议进程中启发引导，掌握进程。如通报会议进展情况，归纳某些发言的核心内容，提出自己的设想，活跃会场气氛，或者让大家静下来认真思索片刻再组织下一个发言高潮等。记录员应将与会者的所有设想都及时编号，简要记录，最好写在黑板等醒目处，让与会者能够看清。记录员也应随时提出自己的设想，切忌持旁观态度。

（5）**规定纪律**：你根据头脑风暴法的原则，可规定几条纪律，要求与会者遵守。如要集中注意力积极，不消极旁观；不要私下议论，以免影响他人的思考；发言要针对目标，开门见山，不要客套，也不必做过多的解释；与会之间相互尊重，平等相待，切忌相互褒贬等。

（6）**掌握时间**：会议时间由主持人掌握，不宜在会前定死。一般来说，以几十分钟为宜。时间太短与会者难以畅所欲言，太长则容易产生疲劳感，影响会议效果。经验表明，创造性较强的设想一般要在会议开始 10 ~ 15 分钟后逐渐产生。美国创造学家帕内斯指出，会议时间最好安排在 30 ~ 45 分钟之间。倘若需要更长时间，就应把议题分解成几个小问题分别进行专题议论。

（二）**甘特图**

1. **含义** 又称为横道图、条状图。其通过条状图来显示项目，进度，和其他时间相关的系统进展的内在关系随着时间进展的情况。

2. **使用方法**

（1）**项目管理**：在现代的项目管理里，被广泛地应用。这可能是最容易理解、最容易使用并最全面的一种。它可以让你预测时间、成本、数量及质量上的结果并回到开始。它也能帮助你考虑人力、资源、日期、项目中重复的要素和关键的部分，你还能把 10 张各方面的甘特图集成为一张总图。以甘特图的方式，可直观地看到任务的进展情况，资源的利用率等。

（2）**其他领域：**如今甘特图不单单被应用到生产管理领域，随着生产管理的发展、项目管理的扩展，它被应用到各个领域，如建筑、IT 软件、汽车等。

3. 应用

（1）预估各步骤所需时间，决定活动日程及圈员的工作分配。

（2）制订活动计划书，并取得上级核准；进行活动进度管控。

（3）用虚线表示计划线，用实线表示实施线。

（4）甘特图时间分配：计划（plan）占 30% 的事件，实施（do）占 40%，检查（check）占 20%，处理（action）占 10%。

（三）鱼骨图

1. 含义 就是将造成某项结果的众多原因，以系统的方式图解，用图来表示结果（特性）与原因（因素）之间的关系。特别适合于工作小组（QCC）中实行质量的民主管理，是一种充分发动员工动脑筋，查原因，集思广益的好办法。

2. 使用方法 鱼骨图可使用在一般管理及工作改善的各种阶段，特别是树立意识的初期，易于使问题的原因明朗化，从而设计步骤解决问题。

3. 应用

（1）集合有关人员：召集与此问题相关的，有经验的人员，人数最好 4～10 人。

（2）挂一张白纸，准备 2～3 支色笔，把问题写入鱼头，针对问题点，选择层别方法。

（3）集合的人员就影响的原因发言，发言内容记入图上，中途不可批评或质问。（头脑风暴）

（4）时间大约 1 小时，搜集 20～30 个原因则可结束。

（5）所搜索的原因，何者影响最大，再由大家轮流发言，经大家磋商后，认为影响较大予圈上红色圈。

（6）与上一步一样，针对已圈上一个红圈的，若认为最重要的可以圈上两圈、三圈。

（7）重新画一张原因图，并除去未上圈的原因，圈数愈多的列为最优先处理。（或从步骤 4 结束后直接以评价表形式对所有小原因进行打分评比，按 80/20 原则选出要因）

鱼骨图提供的是抓取重要原因的工具，所以参加的人员应包含对此项工作具有经验者，才易奏效。选取重要原因时，不要超过 7 项，且应标识在最末端原因（图 2-2）。

（四）饼状图

1. 含义 饼状图常用于统计学模型。有 2D 与 3D 饼状图，2D 饼状图为圆形，手画时，常用圆规作图。饼状图显示一个数据系列（数据系列：在图表中绘制的相关数据点，

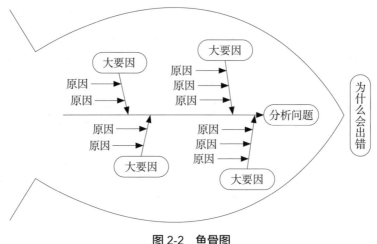

图 2-2　鱼骨图

这些数据源自数据表的行或列。图表中的每个数据系列具有唯一的颜色或图案并且在图表的图例中表示。可以在图表中绘制一个或多个数据系列。饼状图只有一个数据系列。）中各项的大小与各项总和的比例。饼状图中的数据点（数据点：在图表中绘制的单个值，这些值由条形、柱形、折线、饼状图或圆环图的扇面、圆点和其他被称为数据标记的图形表示。相同颜色的数据标记组成一个数据系列）显示为整个饼状图（图 2-3）。

销售额

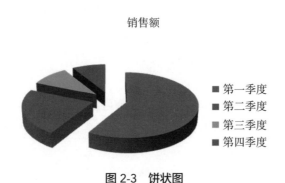

■ 第一季度
■ 第二季度
■ 第三季度
■ 第四季度

图 2-3　饼状图

2. 应用

（1）在工作中如果遇到需要计算总费用或金额的各个部分构成比例的情况，一般都是通过各个部分与总额相除来计算，而且这种比例表示方法很抽象，我们可以使用一种饼形图表工具，能够直接以图形的方式直接显示各个组成部分所占比例更为重要的是，由于采用图形的方式，更加形象直观，这就是使用 Excel 的饼形图表工具。

（2）因饼分图简单、直观，所以其在 QC 活动中得到较广泛有效的运用，常用于 QC

小组活动的 P 阶段（选择课题、现状调查、设定目标、确定主要原因、制订对策）、D 阶段（按对策实施）、C 阶段（检验效果）、A 阶段（制定项固措施、总结和下一步打算）。在上述 QC 活动阶段中，它可以用来表示一定周期内各种产品的品种数量或金额的构成比例；一定周期内产品修、退、换，造成经济损失的构成比例；QC 团队人员基本情况的构成比例；同一机台不同班别各种成员的年龄、知识水平、能力等的构成比例；一定周期内同一产品各种质量问题或相同事故原因的构成比例等等。

（五）柱状图

1. **定义** 柱状图（bar chart）是一种以长方形的长度为变量的表达图形的统计报告图，由一系列高度不等的纵向条纹表示数据分布的情况，用来比较两个或以上的价值（不同时间或者不同条件），只有一个变量，通常利用于较小的数据集分析。柱状图亦可横向排列，或用多维方式表达。类似的图形表达为直方图，不过后者较柱状图而言更复杂（直方图可以表达两个不同的变量），此外，相似的还有扇形统计图和折线统计图。

2. **应用** 主要用于数据的统计与分析，早期主要用于数学统计学科中，到现代使用已经比较广泛，比如现代的电子产品和一些软件的分析测试，如电脑，数码相机的显示器和 photoshop 上都能看到相应的柱状图。易于比较各组数据之间的差别。

（六）折线图

1. **含义** 折线图（line chart）是线图的一种。在直方图的基础上，把直方图顶部的中点（组中值）用直线连接起来，再把原来的直方图抹掉（或者用组中值与次数求坐标点连接而成），通常连线要延伸到高于和低于数列两端各一组的中点与横轴相交，从而折线就与横轴形成了一个多边形，所以，折线图也可称为次数（频数）多边形图。

2. **使用方法** 折线图还可以用来表示累计次数分布，向上累计次数分布折线图要从首组下限开始，连接各组上限坐标（各组上限和累计次数）而成，表明变量值在该组上限以下的累计次数；向下累计次数分布折线图要从末组上限开始，连接各组下限坐标（各组下限和累计次数）而成，表明变量值在该组下限以上的累计次数。

3. **应用** 折线图是以时间为横轴，以某观测指标为纵轴，所描绘出的用于观测该指标动态变化的呈折线型的图形。通过折线图的绘制，可以清晰、直观地反映出观测对象的动态变化，从而研究其变化规律。折线图相对于其他图形无论是绘制或是解读都非常简单明了了。随着计算机的发展和普及，折线图的绘制变得更简便容易，并已在工业、农业、金融等领域得到广泛应用。在医学领域中折线图的应用也相当广泛：如病人每天的体温、血压记录、医疗工作调研，检验科的室内质控等（图 2-4）。

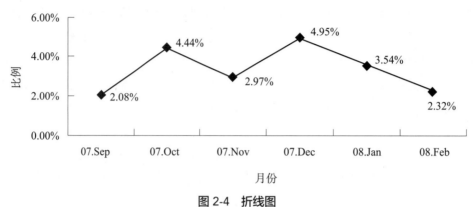

图 2-4　折线图

思考题

1. 全面质量管理的特点是什么？

2. 阐述 QCC 的十大步骤及各步骤实施的思路。

3. 阐述对质量管理的理解。

（程虹　胡迎迎）

第三章

消毒供应中心的管理制度

学习目的

通过本章的学习，掌握消毒供应中心规章制度的基本要求和方法。

学习要点

1. 了解建立规章制度的基本要求与作用。

2. 理解制定规章制度的思路与方法。

3. 熟悉消毒供应中心各项规章制度的主要内容。

本章概述

本章节主要通过对消毒供应中心规章制度的基本要求、行政管理制度、工作管理制度、工作区域制度、岗位职责、人力资源管理进行阐述。规章制度是消毒供应中心管理的基础，具有明确的规范性和强制性是保证工作正常高效运行的重点措施，也是评价工作质量的标准和依据。

第一节 建立规章制度的基本要求

一、建立消毒供应中心规章制度的原则

1. **权威性原则** 遵循国家及相关法律、法规,《医疗机构管理办法》《护士条例》《消毒管理办法》《医院感染管理办法》和医院管理相关制度,符合医院感染预防和控制的原则,根据医院无菌物品重复使用的生产特点,制定本单位消毒供应中心的规章制度,达到预防和控制无菌物品质量,保证医疗安全的目标。

2. **科学性原则** 消毒供应中心规章制度符合消毒供应专业的质量标准,遵循我国WS310卫生行业标准,制定本单位消毒供应中心的规章制度,并细化为工作岗位的操作规程。

3. **实用性原则** 规章制度能保障实行集中管理的工作模式。对所有需要消毒或灭菌后重复使用的诊疗器械、器具和物品由消毒供应中心回收,集中清洗、消毒、灭菌和供应。并对其实行方法有完善的工作质量标准和流程指引。

4. **指导性原则** 符合消毒供应中心岗位工作的需要,有利于工作人员执行,并对其工作质量有指导和约束的作用。规章制度应根据实行的效果,定期进行补充和修订,不断提升质量标准。

二、建立规章制度的思路与方法

1. 由消毒供应中心的管理者负责组织制定和修订规章制度。

2. 正确学习、理解和掌握卫生行政部门及相关的法律、规章制度等,在此基础上制定本单位消毒供应中心的规章制度。

3. 根据本单位消毒供应中心承担的任务,符合工作岗位的需要,建立规章制度。

4. 对规章制度的表达应简明,清晰,有较强的实用性。工作规程体现专业特点,并经过科学研究和实践,不断地完善。

5. 鼓励人人参与制定规章制度的过程,广泛听取一线岗位工作人员的意见,将实际工作中好的经验及时总结提炼,形成工作制度。这样有利于工作人员对制度的认识和理解,为贯彻执行打下良好的基础。

6. 逐步建立和完善标准化的工作流程。主要流程包括污染器械器具物品回收、分类清洗、消毒、干燥、检查、包装、灭菌、储存、发放。重视对高风险环节的预防与控制,将规章制度形成易操作的流程或指引。

三、规章制度的作用

1. **规范工作行为** 消毒供应中心的规章制度是长期的工作实践经验的总结,是将日

常的工作、每项技术和个人的工作方法，加以条理化，系统化和制度化，用规章制度约束和规范工作行为，成为大家共同遵循的工作准则，以此作为工作的质量标准，做到有章可循，评价有依据，从而保证工作质量的同一性和稳定性。

2. **质量评价作用** 通过完善的质量管理、工作质量标准等规章制度，是工作过程和终末质量的衡量标准。对工作过程和效果进行定期考核和评价，及时发现问题，及时纠偏，并不断地完善工作制度。

3. **专业团队作用** 良好的规章制度能有效地整合专业资源，通过制度告诉每个工作人员是谁做？如何做？解决怎样做的问题，哪些事不该做，分工明确和建立良好的协作关系。

4. **质量持续改进** 良好的规章制度对实践效果进行科学的评价，收集数据，反馈信息，在科学循证的基础上，不断提出改进措施，促进整个工作流程和管理系统水平的提高。质量管理的最终目的是推动质量持续改进，不断提升质量标准。

第二节 消毒供应中心的行政管理制度

消毒供应中心行政管理制度

消毒供应中心行政管理制度是组织建设及运行管理保障；通过制度的建立促进管理模式的科学化、专业化；在明确质量管理原则的基础上，落实人员管理、质量管理、器械管理、设施设备管理，最终达成组织管理目标，完成工作任务，在医院医疗安全质量及工作中发挥其作用。

（一）会议制度

消毒供应中心会议根据会议主题和解决问题的重点不同，可分为科务会、质量分析会和业务培训会。以利于工作人员及时掌握科室的工作管理状态，促进科室各项工作的协调与发展。

1. **科务会** 由科主任，护士长负责组织和主持，全科工作人员参加。每月 1～2 次。

（1）传达医院的相关政策、文件信息等，医院及护理部的会议精神及近期工作任务等。

（2）科室领导听取员工对科室管理的意见与建议。

（3）通报科室工作动态，反馈工作质量的检查结果。

（4）听取护士长汇报近期工作情况、需解决的具体问题及工作安排等。

（5）近阶段的工作计划、总结及拟重点解决的问题。

（6）对本专业新业务、新技术、新模式进行通报。

（7）其他的工作情况等。

2. **质量分析会** 由护士长或组长及质检员组织和主持。参加人员为本组或全科室或相关人员。

（1）针对各小组工作情况，传达相关指令和信息。提出各小组需要重点解决的问题。

（2）对本组工作质量情况进行总结分析，提出工作改进方法和实施措施。

（3）听取小组成员建议和意见，对工作流程、指引等实施效果进行反馈，并提出意见。

（4）组织对不良事件（差错）进行专题的讨论，组织专项小组进行根本原因分析。

3. **业务培训会** 定期举办业务学习，由护士长或组长负责。

（1）工作的经验及学习体会交流。

（2）工作操作规程的学习及训练。

（3）各类诊疗器械、器具和物品的清洗消毒、灭菌知识与技能。

（4）新技术、新设备的原理及使用。

（5）职业安全防护原则和方法。

（6）医院感染预防与控制的相关知识。

（7）岗位工作相关的基础知识和理论。

（二）请示报告制度

根据层级岗位，落实请示报告的责任。请示报告的目的，是落实岗位责任制，及时准确地发现和解决问题，避免发生严重的安全事件，确保消毒供应工作得到合理安排并顺利完成。对下列情况应及时请示报告。

1. **护士长请示报告** 出现下列情况应报告主管部门及相关主管职责科室：

（1）科室各级工作人员的聘任、解聘、调动、返聘。

（2）工作人员外出进修学习，接受院外的进修学习等。

（3）临时接受或长期接受院外医疗器械等用品的消毒供应任务。

（4）科室组织外出活动、对外交流等。

（5）首次开展新的包装材料、新设备、新技术以及开展的新业务等。

（6）修改和增补科室的规章制度。

（7）突发的事件，如大型设备故障影响物资供应、灭菌物品不合格、需要召回灭菌物品等，需要院方协助解决的事件。

（8）工作中出现严重差错、影响医院临床正常工作事件等。

（9）损坏贵重仪器和设备，发现成批物资有质量问题。

（10）发现医用器械质量存在问题，如质量不合格或存在潜在的安全风险，应及时上报医疗设备科和主管部门。

（11）发生重大意外事故，如工作人员在工作中严重的烫伤、职业暴露、火灾等。

（12）发生不良事件时，按照医院对不良事件相关规定，落实处理措施。

2. 组长的请示报告 出现下列情况报告科室负责人。

（1）本组成员在工作中，出现上述情况，或本组无法解决的困难或问题。

（2）修改和调整本组岗位职责的内容和班次安排。

（3）工作质量出现偏差，未及时纠正。

（4）新的包装材料、新设备、新业务、新技术实施实验效果。

（5）质量改进项目实施情况。

（6）工作计划与总结。

3. 工作人员的请示报告 出现下列情况报告组长。

（1）不能履行本工作岗位职责，或没有落实。

（2）工作中出现差错与不足。

（3）岗位工作的技术与业务知识不熟悉或没有掌握。

（4）工作的建议和意见。

（5）发现不良事件或安全隐患。

（三）临床科室联系制度

1. 沟通协调制度 消毒供应中心应主动地与临床科室沟通和交流，及时地掌握临床科室对无菌物品的需求，了解消毒供应中心的服务质量和征求意见，对科室的意见及建议及时反馈。

（1）由护士长分管并组织实施，落实手术室、临床科室的联络负责人。

（2）建立定期到临床一线巡访制度。由组长定期了解科室无菌物品使用的情况，对复杂的手术器械可采取跟台的方法，掌握第一手资料。

（3）根据各科室专业特点，掌握专用器械种类、结构、材质特点和处理要点。针对提供物品的种类、特点建立规范的工作流程，并及时告知临床科室使用或更改的相关信息，持续改进服务质量。

（4）重视临床科室的意见，征求意见制度化，可通过多种形式建立沟通方式。如口头、电话、书面或现场直接沟通。定期下临床征求意见，护士长不定期听取复用器械物品使用及服务情况，有问题时及时下临床科室现场解决。

（5）建立《满意度调查表》《不合格物品报告表》《使用调查表》和《投诉调查表》等。相应表格内容详细清晰，项目具体，体现持续改进标准。

2. 应急保障服务制度

（1）停水、停电、停气、机器故障时由各组组长组织本组人员进行相关工作如物品需外送，灭菌时由各区共同派人加班完成。

（2）消毒供应中心按规定准备各种一次性医疗物品及高压灭菌物品，遇突发公共卫生事件时，由护士长组织人员加班，保证临床各科物品供应，确保临床医疗安全。

（四）职业安全防护制度

1. **严格遵守"标准预防"的原则** 进入工作区域要按规定更衣、更鞋、戴帽、戴口罩，严格洁污分开，人员不可逆行穿梭。在去污区工作时，必须戴乳胶手套、护目镜、口罩和面罩，防止污染物飞溅。处理污染器械时，要遵守清洗－消毒－灭菌的原则，严格执行清洗操作规程，朊毒体、气性坏疽等特殊污染器械按《消毒供应中心管理规范》要求进行处理，防止污染源扩散。

2. **锐利器械的防护** 工作人员在接触锐利器械时，注意力应集中。动作敏捷，一次性弃置于利器盒内，重复使用的放置密闭容器内，回收后应与其他器械分开清洗，避免在清洗过程中误伤工作人员，同时防止利器相互碰撞，造成刃面受损。如不慎刺破皮肤，由近心端向远心端挤出伤口处的血液，边挤边用流动水冲洗伤口，然后严格消毒处理，再行包扎。

3. **物理因素的防护** 压力容器灭菌器及干燥柜运行时所散发的热量，在夏季可使灭菌室的温度高达 40℃以上极易引起中暑和烫伤，消毒员在灭菌过程中应严格遵守操作规程，穿长袖工作服，戴手套，对灭菌器的管道加强防护。

4. **化学因素的防护** 工作人员在使用和配制对皮肤有刺激的消毒液时，必须戴手套、口罩、护目镜，消毒液不慎接触皮肤、眼睛及时冲洗。紫外线空气消毒时室内应无工作人员。环氧乙烷灭菌时，工作人员不应在灭菌室，直至解析结束。

5. **免疫防护** 消毒供应人员应定期进行查体，按要求及时进行甲肝、乙肝疫苗的预防接种，并定期检查，未产生抗体的人员，可加大剂量重新接种，提高机体的免疫力，防止院内感染的发生。发生职业暴露实施局部处理措施后，及时上报院感科，由被暴露人直接陈述暴露具体细节，由专家根据其暴露程度决定是否采取预防性用药措施。

（五）报告管理制度

根据层级岗位，落实请示报告的责任。请示报告的目的，是落实岗位责任制，及时准确地发现和解决问题，避免发生严重的安全事件，确保消毒供应工作得到合理安排并顺利完成。对下列情况应及时请示报告。

1. **护士长请示报告** 出现下列情况应报告主管部门及相关主管职责科室：

（1）科室各级工作人员的聘任、解聘、调动、返聘。

（2）工作人员外出进修学习，接受院外的进修学习等。

（3）临时接受或长期接受院外医疗器械等用品的消毒供应任务。

（4）组织外出活动、对外交流等。

（5）首次开展新的包装材料、新设备、新技术以及开展新业务等。

（6）修改和增补科室的规章制度。

（7）突发的事件，如大型设备故障影响物资供应、灭菌物品不合格、需要召回灭菌物品等，需要院方协助解决的事件。

（8）工作中出现严重差错、影响医院临床正常工作事件等。

（9）损坏贵重仪器和设备，发现成批物资有质量问题。

（10）发现医用器械质量存在问题，如质量不合格或存在潜在的安全风险，应及时上报医疗设备科和主管部门。

（11）发生重大意外事故，如工作人员在工作中严重的烫伤、职业暴露、火灾等。

（12）发生不良事件时，按照医院对不良事件相关规定，落实处理措施。

2. **组长的请示报告**　出现下列情况报告科室负责人。

（1）本组成员在工作中，出现上述情况，或本组无法解决的困难或问题。

（2）修改和调整本组岗位职责的内容和班次安排。

（3）工作质量出现偏差，未及时纠正。

（4）新的包装材料、新设备、新业务、新技术实施实验效果。

（5）质量改进项目实施情况。

（6）工作计划与总结。

3. **工作人员的请示报告**　出现下列情况报告组长。

（1）不能履行本工作岗位职责，或没有落实。

（2）工作中出现差错与不足。

（3）岗位工作的技术与业务知识不熟悉或没有掌握。

（4）工作的建议和意见。

（5）发现不良事件或安全隐患。

（六）记录文书管理制度

1. **工作记录资料的管理**

（1）消毒供应中心工作记录资料用于反映科室日常各项工作内容，包括岗位工作人员和管理人员使用的各类表格和交班资料。

（2）各类工作记录资料应根据相关规范要求并结合本院实际情况，科学、合理地设置。

（3）消毒供应中心人员应如实做好各项工作记录，管理人员应定期质检各项记录的执行情况，发现问题及时纠正。

（4）各级人员在落实工作记录过程中发现问题应及时与护士长反馈，及时纠正，以便于工作的开展。

2. **监测记录资料的管理**

（1）消毒供应中心的监测记录资料包括定期对清洗剂、消毒剂、洗涤用水、医用润滑剂、包装材料等进行质量检查记录，也包括清洗、消毒、包装及灭菌质量的监测记录。

（2）各类监测记录必须实现质量控制过程的记录与可追溯要求：

1）应建立清洗、消毒、灭菌操作的过程记录：应留存清洗消毒器和灭菌器运行参数打印资料或记录；应记录灭菌器每次运行情况，包括灭菌日期、灭菌器编号、批次号、装载的主要物品、灭菌程序号、主要运行参数、操作人员签名或代号，及灭菌质量的监测结果等，并存档。

2）应对清洗、消毒、灭菌质量的日常监测和定期监测进行记录。

3）记录应具有追溯性，清洗消毒监测资料和记录的保存期应≥6个月，灭菌质量监测资料和记录的保存期应≥3年。

4）护士长应定期督导各级人员对监测资料记录的执行落实情况，及时发现问题并纠正偏差。

5）专人负责保管监测记录资料，根据内容不同分类存放、分册装订，放置专柜或库房妥善保管。清洗消毒监测资料和记录在去污区专柜或抽屉内保管6个月后作为医疗垃圾处理。

3. 工作指引文件资料的管理

（1）工作指引文件主要包括岗位职责、操作规程、消毒隔离、质量管理、监测、设备管理、器械管理（包括外来医疗器械）及职业安全防护等管理制度和突发事件的应急预案等。

（2）工作指引文件应根据相关的法律、法规及行业标准等，结合实际情况，科学合理地制定，具有可行性，切实做到各项工作有章可循、有标准可依。

（3）工作指引文件必须经过科室质量管理专业小组讨论，并上报护理部和医院感染管理部门审核通过后执行落实。

（4）工作指引文件应根据消毒供应专业的发展，以及消毒新理念、新方法、新技术的应用，持续质量改进，以不断提高消毒灭菌质量。

（5）各区域工作指引文件可在相应的区域粘贴或定位放置，方便指导工作和不断强化学习，新建立及修订的各类工作指引文件应分类、分册归档，长期保管。

（七）工作人员培训与考核制度

1. 休假、请假制度

（1）护士长根据需求科学分工，弹性排班，工作忙时适当配备人员。

（2）正常情况下，保证每位护士每周法定休息时间，保证按医院的规定进行公休，并在年内休完，不得跨年度。欠休天数在排班表上注明。

（3）休假严格按医院人事科规定执行。休假应先向护士长请示，在科室人员安排许可的情况下由护士长安排休假。

（4）护士有病、有事应事先向科室提出请假，病休建议，持保健科病假条到科室备案，如遇意外事情或本人急病不能亲自来院请假的，应及时打电话或委托亲友来院请假，事后及时补办相关手续。护士享受的各种休假应由护士长在不影响科室工作的情况下安排，各种假期要分别按审批权限报批。休假时间原则上跨年度作废。

2. 考勤制度

（1）科室考勤设专人负责。

（2）考勤工作按照医院的相关规章制度秉公办事，对护理人员实事求是地做好考勤记录，对因各种原因不能出勤者，要查明情况，坚持按规定办理手续。

（3）考勤月报表按本区应有人员的当月出勤实际情况，逐项填写清楚提交医院人事科。

（4）凡执行考勤制度不认真，报表不按规定填写、虚报、漏报者，扣除当月奖金，严重者给予纪律处分。

（5）调出人员、辞职人员，必须持人事科、护理部通知方可离开科室，擅自不上班者，按旷工处理。

（6）护士各种假期，应按有关规定执行，未按规定办理请假手续，而擅自不上班、离岗者，按旷工处理。

3. 教学管理制度

（1）护士长应积极组织全体人员参加医院护理部和上级护理学会组织的业务学习学术活动。

（2）每天晨会 10 分钟进行多样化的共同学习。

（3）工作人员对工作制度，各项操作流程职责均应努力学习，熟练掌握。

（4）对工作人员应定期地进行理论或操作考核（半年至少一次）。

（5）每月集体学习一次，内容是与消毒供应中心有关的知识和新技术等。

4. 继续教育管理制度

（1）继续教育以层次性、实用性、更新知识理论与临床实践结合为原则。

（2）在职继续教育具体由护理部负责，认真执行分层次规范化培训。

（3）在职护士制订具体培训计划，并定期检查和考核。

（4）继续教育方式主要采取以下几类：①加强自学，以业余自学为主要培训手段；②科内、院内学术讲座、护理查房、病历讨论等学术活动；③参加各种类型学习班、学术年会等；④外送进修学习、学历教育等。

（八）值班管理制度

合理排班 排班原则应遵循以临床为中心，提高工作质量和效果，降低人力成本，尽量满足工作人员的合理要求。

（1）连续性排班：由于临床工作不间断性，消毒供应中心实行全年不间断的排班原则。应根据医院无菌物品需要量进行排班，如节假日前后、夜间、中午等时段，消毒供应中心要及时与临床沟通，了解器械使用的规律，使人力的配置能满足上述时间段的需要。

（2）弹性排班：根据工作量随时增减当班人数。随时进行弹性调配，各班工作量基本均衡，人员调配合理，最大限度地满足临床和手术需要。保证工作质量和效率。

（九）交接班管理制度

1. **交班** 交班者和接班者进行现场交班，并认真查看相关记录。接班者发现问题，应由交班者负责，交班者下班前检查各项工作完成情况、各项表格记录情况，详细记录注意事项，完成交班者工作。

2. **接班** 接班者上班时先认真查看工作记录、清点物品以及各项安全检查等，完成接班者工作，有疑问时及时电话与交班者沟通，必要时与交班者现场交接。接班后如因交班不清，出现问题等，应由接班者负责。建立交接班记录本，对需要交接的事宜进行认真记录。记录内容应清晰、客观、及时，不能由其他岗位工作人员或进修生、实习生记录。

（十）信息化系统管理制度

1. 信息化系统可以为医院提供一个感染控制管理平台，使得医疗物品从回到消毒供应中心，在消毒供应中心内清洗、打包、灭菌，到发放到手术室或临床科室，以及在手术室、临床科室内流动的整个过程不仅有案可查，而且可以控制，实现对器械和医疗物品的整个消毒灭菌过程的可追溯，及时发现整个过程中可能存在的缺陷。

2. 利用信息网络进行数据的无纸化传递，在保证物品消毒灭菌流程，以及消毒供应中心与临床业务科室之间物品交换的同时，切断可能造成无菌物品存放区污染的途径。

3. 通过医院消毒供应中心管理系统实现对环境监测以及对器械使用情况的记录，规范医护人员的操作，便于查询记录，从而保证器械消毒灭菌的质量，使得病人和医护人员都处于一种安全的就医、工作环境下，直接或间接地减少医院的成本，提高医院的经济效益。

第三节　消毒供应中心工作管理制度

一、消毒隔离管理制度

消毒隔离管理制度是消毒供应中心医院感染预防和控制最重要的环节。各工作区域的消毒隔离措施具有不同的要求（详见第六章医院感染预防与控制）。管理制度是为了保证医院感染预防措施能落实到位，达到无菌物品安全的目的。分为去污区、检查包装及灭菌区、无菌物品存放区等消毒隔离管理制度。

（一）去污区消毒隔离管理制度

1. 组长负责落实各项消毒隔离措施。建立和落实工作区域的物表、环境的清洁消毒制度，重点控制污染源的传播。

2. 制定人员进出缓冲间的指引，落实管理制度。工作人员进入时应着防护服，手套、工作帽和专用鞋。离开去污区时要脱防护服、更鞋和做手卫生。

3. 接收分类时对朊毒体、气性坏疽及突发原因不明的传染病原体污染的器械单独处理。严格遵循 WS310.2—2016 标准及卫生行政部门的相关要求。

4. 工作时落实标准预防，防止职业暴露。禁止裸手接触器械，建立使用特殊清洗设施的防护指引。如高压水枪、气枪、超声清洗等。医疗废物按照《医院废物管理办法》中有关规定执行。

5. 工作区域的物表保持及时清洁消毒。如器械接收台、清洗池、清洗机械设备等。地面保持清洁干燥。

6. 回收工具每次使用后清洗、消毒，干燥备用。卫生清洁工具专区专用，可设置独立的洁具间或洗车间。

（二）检查包装及灭菌区消毒隔离管理制度

1. 组长负责落实各项消毒隔离措施。重点提高工作区域的物表、环境的清洁度，控制非工作人员进出。减少器械及物品再次污染的概率。

2. 人员进出缓冲间要做到污洁分明，专用工作服、鞋分区放置，进入工作区前要做手卫生。

3. 器械组合包装操作前，对器械包装台进行清洁，未达到清洁标准的物品不得放置或接触待包装物品。

4. 工作人员进行器械组装之前要手卫生，必要时戴清洁手套。

5. 敷料及布巾类在密闭的敷料间放置、检查和包装。

6. 带有外包装的物品不得直接进入器械包装间。工作区域内物品放置整齐，避免产生灰尘和霉菌，每日检查区域温湿度符合 WS310.1—2016 的标准。

7. 每天工作结束后进行环境卫生，清除灰尘和絮状纤维等。

（三）无菌物品存放区等消毒隔离管理制度

1. 发放员负责落实本区域消毒隔离制度，保证无菌物品存放安全，不会受到污染。

2. 工作人员进入工作区域要做手卫生。接触无菌物品容器时手必须清洁、干燥。运送时应保持密闭性。

3. 无菌物品收发区每天做好环境卫生，保持清洁无尘。温湿度符合 WS 310.1—2016 的标准。

4. 放置无菌物品的货架定期擦拭，干燥后方可放置无菌物品。

5. 灭菌合格物品应有明显的灭菌标志和日期，分类摆放，在有效期内使用。一次性无菌医疗用品，拆除外包装后，方可移入无菌物品存放区。

二、质量管理制度

消毒供应中心的质量管理制度是无菌物品质量安全的核心。质量管理包括质量组织管理、质量管理方法、质量管理控制和质量持续改进。

1. 建立质量管理专业小组。由中心主任或护士长、质管员及各区组长组成。定期召开质量管理会议。

2. 由质量管理专业小组负责，组织制定各工作区域技术操作质量标准及考核体系。

3. 岗位工作人员应对自己工作质量承担责任，明确质量标准和要求，对自己工作质量未达到标准的原因进行分析，并提出改进措施。

4. 组长每日应对本区的工作质量随时检查，对员工进行及时指导，对存在的问题及时纠正并有记录，根据出现的问题，应重新审视工作制度、岗位培训等是否符合岗位需要。问题、改进措施和效果应及时记录，并定期进行总结与分析。记录的内容包括时间、发生问题的经过、相关人员、原因分析及改进措施、效果等。

5. 中心主任或护士长要做好过程质量控制，对各组的工作质量及时给予指导和帮助。参照科室各区域工作质量标准，进行质量检查。在发生质量不达标的事件时，及时组织相关人员针对存在的问题进行分析、讨论，提出改进措施并评价实施效果。

6. 各区要完善各项工作的质量标准。建立各区域的工作质量控制重点。

（1）去污区的质量管理目标是不断提高器械清洗质量。特别是手术器械、腔镜器械、骨科器械和外来器械等，对结构复杂、清洁要求高的器械应由经过培训的人员操作，科室要制定详细的工作操作手册，清洁效果评价标准等。

（2）组合检查包装区的质量重点在于灭菌物品及器械数量、功能、清洁度、包内器械摆放方法符合质量标准。建立每项灭菌包的包装质量标准、操作方法，各种器械识别和功能测定等相关的操作规程。

（3）灭菌过程质量管理，建立灭菌员的岗位职责制，有完善的灭菌前准备、灭菌物品装载、灭菌过程物理监测、灭菌物品卸载及化学及生物监测操作规程。灭菌员在灭菌器工作过程中，不得离岗，要及时发现灭菌过程中出现的异常。

（4）建立双人复核制度，关键岗位和关键环节由组长或具有资质的专业人员进行复核。如进入包装区内器械清洁度初检、手术器械包装前检查复核、无菌物品发放前的复核等。

7. 做好终末质量及质量反馈，根据各工作区域质量控制重点，对工作存在问题及每月检查情况召开质量分析研讨会，质量改进的效果可作为考核护士长、质管员、组长及员工的依据，也是自查自纠过程，体现质量持续改进。

8. 质量追溯管理制度

（1）质量追溯是对影响其清洗、消毒、灭菌结果的关键要素进行记录，保存备查，便于查找和追寻相关的原因和责任，达到工作质量的持续改进。

（2）对每个环节质量控制结果的逆行性的认证或追查。在每一个质量控制环节建立规范的工作流程，记录和保存历史工作状态和质量监测的客观证据。通过对这些记录和客观证据的回查，检查每一个质量控制环节的责任人是否遵循了规范的操作流程、且达到了质量控制的指标。

（3）做好物品的回收清洗、科室数量、种类、时间及回收人员等相关信息，记录清楚。

（4）组合包装、复核人员对包装质量确认相关记录，可通过器械清单、标识等，对包装器械的数量、功能及清洁度等相关资料进行记录，对存在质量问题的处理资料记录并可查询。

（5）灭菌过程的物理监测、化学及生物监测等信息资料，建立每锅号、锅次的记录，确认结果，责任人及复核者签名。

（6）清洗、消毒、灭菌操作的过程及清洗、消毒、灭菌质量均应记录存档。存储发放各个环节都有记录，记录要具有可追溯性，清洗、消毒监测资料和记录的保存期为≥6个月，灭菌质量监测资料和记录的保留期为≥3年。

（7）建立清洗消毒的日常监测和定期监测制度。清洗消毒灭菌设备的运行状况（留存设备打印记录）。包括每次运行参数及信息，包括日期，锅号、锅次，装载的主要物品，程序号、数量、操作员签名等；清洗消毒灭菌质量的监测结果。

（8）建立持续质量改进制度及措施，发现问题及时处理。物理监测不合格的灭菌物品不得发放，并应分析原因进行改进，直至监测结果符合要求；包外化学监测不合格的灭菌物品不得发放，包内化学监测不合格的灭菌物品不得使用。并应分析原因进行改进，直至监测结果符合要求。

（9）完善的召回制度，生物监测不合格时，应尽快通知使用部门停止使用，并召回上次生物监测合格以来所有尚未使用的灭菌物品，重新处理，并应分析不合格的原因，改进后，生物监测连续三次合格后方能使用。

1）将上次生物监测合格以后的未使用的灭菌包全部召回重新处理。

2）检查灭菌过程各个环节（灭菌器、装载情况和包装技术等），找出灭菌失败的可能原因。

3）重新复核生物监测结果。

4）在该灭菌器生物监测未通过之前，该灭菌器不得使用。

5）最后必须考虑生物指示剂本身是否符合质量要求。

6）一次性使用无菌物品，在临床使用过程中发现有质量问题，应立即通知各科停止对该批号物品的使用，同时通知相关主管部门和医院感染办公室协同进行处理。

三、设备管理制度

消毒供应中心主要的设备种类包括：清洗消毒机、干燥柜、超声清洗机、医用热封机、各种灭菌器。

1. 科室应根据工作、任务的要求，结合本科室现状及发展做出切合实际的仪器设备装备规划，并依照规划的要求，本着适用、经济、先进、可持续发展的原则，制订切实可行的年度购置计划。

2. 建立医院消毒供应中心的设备请购制度。消毒供应中心根据工作需要，充分论证后提出书面申请。消毒灭菌设备购入前应由医院感染办公室和设备部门对相关设备进行论证及审证，设备生产厂家及销售公司应符合卫生行政门颁发相关规定。

3. 建立设备安装验收管理制度。如压力蒸汽灭菌器安装验收应获得工艺和文件证据，表明设备供货及安装符合规范要求（IQ）；医院消毒供应中心的记录文件，表明按照操作程序使用的时候，所安装的设备工作在预先设定的限制范围内（OQ）。设备使用过程中定期对设备性能进行确认，模拟实际装载方式和数量，确认在这种特定条件下，是否能达到灭菌的效果。

清洗消毒机、医用热封机、干燥柜均应定期进行技术参数确认或性能验证。

4. 医院消毒供应中心建立规范的设备管理制度，合理配置设备，提高设备使用率，降低故障发生，延长使用周期。仪器设备管理包括设备的购置验收，运行维护和报废等制度。

5. 建立设备安全操作规程。压力蒸汽灭菌器、低温灭菌器等大型设备，对其用水、电、蒸汽的压力及技术参数应达到要求，环氧乙烷化学消毒剂妥善存放，设备操作均应严格遵循厂家操作及维护说明书的要求，发现异常应及时报告并处理。

6. 定期对干燥柜、超声清洗机、医用热封机、清洗消毒机等设备的技术参数进行质量检查或复核，观察使用效果，定期进行效能检查。医院设备部门应定期对大型设备进行维护及检修，对消毒供应中心报告设备异常时，计量检测不合格等，及时维修到位，记录故障及维修情况。

7. 做好操作人员培训。建立培训手册，包括对各种设备操作规程及日常维护手册使用。大型重要设备的操作要做好岗前培训。灭菌员必须经过市级以上的质监部门举办的压力容器培训合格后方可上岗。

四、器械管理制度

医院消毒供应中心的器械管理主要是指临床常用的诊疗器械。其特点是数量多，涉及科室多、低值易耗及使用率高。

1. **设专人管理** 建立器械进出数据库，掌握器械使用的基本情况，建立各科器械的基数与周转数，合理库存，库存的数量与消毒供应中心周转数定期盘点，做到账物相符，负责器械申领和报废工作。

2. **建立消毒供应中心器械发放使用的管理** 管理人员要根据器械周转需要进行补充发放，对器械的折旧和消耗定期进行分析，控制合理使用范围。

3. **完善器械维护制度** 根据不同器械的维护特点，采用正确维护方法，如正确的器械润滑，保持器械功能完整性，减少锈蚀等。由专业人员进行培训，建立操作规程或图示，正确拆卸、维护保养和组装。延长器械使用寿命，降低医院器械的购置成本。

4. 器械放置有序，容器符合要求。使用后器械应放置在正确的容器内避免碰撞，及时回收处理。每日对科室使用器械进行清点核实，发现数目不相符时应及时查找原因。

5. 规范器械申领、日常维护和报废制度。对不符合质量要求的器械予以报废。消毒供应中心应建立各种器械不合格的质量标准，并报医院感染办公室，确保不合格的器械不能发到临床科室。

五、外来器械医院管理制度

1. 医院建立外来器械规范管理，外来器械的准入应进行质量审核工作，确保手术安全。医院对所有外来器械公司进行备案，确保其公司或厂家的资质等符合卫生健康委及国家相关管理规定，由设备管理、医疗管理、护理管理、医院感染、手术室及消毒供应中心等人员组成质量审核小组，定期评价外来器械管理制度实施效果。

2. 经医院审核准入的外来器械公司，由医院相关职能管理部门提供器械公司名单通知消毒供应中心和手术室。

3. 所有外来器械和植入型器械均由医院消毒供应中心集中回收、交接、清点、清洗消毒、包装、灭菌及供应。器械供应公司应提供每套及每类器械的数量、清洗、包装的文字及图示指引，并对特殊器械提供相应的灭菌方法与参数。并承担培训指导的责任。使用后的外来器械进行清点，清洗消毒或灭菌后，方可带离医院。确保外来医疗器械及植入物的灭菌效果，预防医院感染事件的发生。

4. 消毒供应中心灭菌后植入器械的放行，应确认生物监测结果合格后方可放行。对紧急放行程序执行 WS310.3—2016 相关标准。

六、耗材管理制度

医院消毒供应中心的耗材是指：医用清洗剂、包装材料、清洁敷料、医用润滑剂、消毒剂、监测材料。

1. 医院消毒供应中心使用的耗材应经由医院采购部门及组织论证和审核。应符合国家《医疗器械监督管理条例》等相关管理法律法规。

2. 合理确定耗材库存数量与品种。消毒供应中心明确各类耗材库存最高量和最低出库量，保证在有效期内使用和满足临床科室需要。

3. 消毒供应中心落实对常用耗材入库发放的质量管理。建立各类耗材的质量标准和工作指引，库存耗材的有效期和包装完整性，发放记录登记。对使用的耗材出现问题时，要进行初步评估，在怀疑产品质量有问题时，应及时与医院相关职能部门报告，并联系生产厂家确认原因和评估产生的危险。

（1）清洗剂：包括碱性清洗剂、中性清洗剂、酸性清洗剂、酶清洗剂、除锈及医用润滑剂等。清洗剂应符合国家相关标准和规定。根据器械的材质、污染物种类，选择适宜的清洗剂。入库时检查清洗剂的包装完整性、说明书及有效期。存放环境和条件符合产品的要求。

（2）消毒灭菌监测材料：包括包外化学指示物、包内化学指示物、生物监测指示剂及BD测试监测包（纸）等，应有卫生健康委消毒产品卫生许可批件，在有效期内使用。存放环境与条件符合产品要求。自制测试标准包应符合《消毒技术规范》有关要求。

（3）清洁敷料：包括各种类型纱布、棉球、棉垫。建立清洁敷料的入库检查制度。检查或抽查每批次的清洁敷料的质量。对清洁度、色泽、纱支数、大小规格等评价标准。

4. 包装材料 包括一次性医用皱纹纸、无纺布、纺织品、纸塑袋、纸袋、硬质容器等应符合 GB/T 19633 的总体要求，其中医用皱纹纸、无纺布、纺织品应符合 YY/T 0698.2 的要求；纸袋应符合 YY/T 0698.4 的要求；纸塑袋应符合 YY/T 0698.5 的要求；硬质容器应符合 YY/T 0698.8 的要求。首次购入一次性包装材料应与医院感染办公室共同对生产商资质及质量参数进行确认。

（1）厂家必须提供符合 GB/T 19633 的基本原则的产品，包括微生物屏障、毒理学特性、物理和化学特性、与材料预期所用的灭菌过程的适应性、预成型和密封过程的适应性、包装材料灭菌前和灭菌后的储存寿命限度等特性；

（2）生产厂家提供产品研发相关验收报告数据，符合 GB/T19633 或 YY/T 0698 或 ISO11607；如微生物屏障、毒理学特性等，同时提供厂家产生环境的评估报告。

（3）消毒供应中心与临床科室进行试用，如悬垂性等。

（4）每批次进库时，厂家提供每批次生产检验报告，其物理参数应符合 YY/T 0698 的要求。

（5）消毒供应中心列出本科室使用的各类包装材料入库质量检查的参数，明确棉布的包装材料的质量要求。

（6）医用纸袋的质量检查的基本项目要求。

1）纸袋的结构质量：背面有纵向接缝的一面，正面无纵向接缝的一面；如无错边正面和背面的长度相同、正面宜一个 9mm±3mm 深、宽≥15mm 的拇指切；如有错边背面比正面至少长 10mm 但≤25mm。①无折边袋：有纵向边缘处正面和背面相邻；②热封口袋：袋口正面、背面和折边处（如有）的内表面有连续的条状热封胶；③非热封口：袋口没有条状热封胶。

2）底封结构：底部应折叠两次，每次折叠用结构胶或采用密封。每次折叠的整个宽度范围内用"结构胶"粘接，或密封（宽度≥6.5mm），然后再折叠一次或多次。

3）背封结构：袋的背面采用两行纵向"结构胶"密封。采用染色的黏合剂，以便于目力检验两个胶线的连续性。

4）过程指示物：如果纸袋上印有一个或多个一类指示物，指示物的性能应符合

GB18282.1 的要求，每个指示物的面积应 ≥ 100mm^2。指示物应不影响密封程序。

5）密封条：采用密封胶的袋子，密封胶应连续施加在正面、背面和折边处（如果有）的内表面上；袋宽 ≤ 200mm 时，密封条的宽度宜是 25mm ± 3mm，袋宽 > 200mm 时，密封条的宽度宜是 40mm ± 3mm。密封条的上边缘宜离开下错边或拇指切口的底部 ≥ 2mm，但不超过 10mm。

6）标志：纸袋应明显地标出"包装破损禁止使用"或其他等效文字；过程指示物（如果有）；制造商（或供应商）的名称和商标；批号（用于追溯产品生产史的编号）；公称的尺寸和 / 或识别代码。

7）制造商应向医院提供推荐的密封条的数据，这些参数包括温度范围、压力和时间等信息。

第四节　工作区管理制度

一、去污区规章制度

1. 严格执行消毒隔离制度。

2. 做好职业防护，穿戴合适的防护用品，不得随意进出其他工作区域。

3. 做好回收器械物品数量的清点、核对、登记、交接工作。

4. 严格按照器械物品种类进行分类处理，并做初步的功能检查，在不影响器械功能的情况下要求尽量拆分到最小化，以保证清洗质量合格。

5. 做好预处理工作，尤其临床、手术室不能做好预处理，为保证清洗质量，必须在消毒供应中心的去污区由去污区做好预处理工作。

6. 洁污分开，盛装清洗后物品的容器及传递车辆专用，严禁污染容器及车辆混装，去污区转运车辆、分装箱等用物必须专用，无特殊原因不得出区使用。

7. 工作结束后做好记录，整理用物，工作面、地面等做好消毒处理工作，保证清洗工作结束后去污区用物归类，地面、墙面、工作台面干净整洁无污染。

8. 工作结束后应该在缓冲间做手卫生、更衣、换鞋，下班后做好安全检查。

9. 清洗岗与下收岗工作人员严格执行特殊物品双人核对、清点、交接制度。

10. 严格执行加急器械优先处理制度。

二、检查包装区制度

1. 工作人员进入检查包装区应做手卫生、更衣、戴圆帽、着装，必要时戴口罩。

2. 工作人员严格执行器械、物品检查与包装灭菌操作流程，认真落实查对制度，确保工作准确无误。

3. 严禁一切与工作无关的物品进入该区，该区使用车辆不得随意出入，必须进入者需进行处理后方能进入该区，保持该区清洁干净。

4. 工作结束后，做好登记，环境整理和安全检查。

三、待灭菌区制度

1. 灭菌区工作必须由经过专业培训，并持有压力容器上岗证的专业人员承担。

2. 灭菌器在每日灭菌前应检查，内容包括：①灭菌器门框与门封是否平整，有无损坏，门的锁扣是否灵活、有效；②压力表处在零位；③从柜室排气口倒入500ml水，检查排气管道有无阻塞；④关好门，通蒸汽检查是否存在蒸汽泄漏；⑤检查蒸汽调节阀是否灵活、准确；⑥检查安全阀是否在蒸汽压力达到规定的安全限度时被冲开；⑦检查安全附件是否在有效期内等。

3. 大型预真空压力蒸汽灭菌器应在每日灭菌前先进行一次BD试验，监测冷空气排除效果。具体做法是：将专门的BD试验包水平放于灭菌柜内排气口上方筐内，柜内除试验包外无任何物品。测试结束后，消毒员正确判断BD试验结果，BD测试纸均匀一致变色，说明冷空气排除结果良好，灭菌器可以使用，反之则灭菌器有空气残留，需检查BD测试失败原因，直至BD测试通过后该灭菌器方能使用。每次大维修后必须连续三次空锅生物监测及BD试验合格后方可进行物品的灭菌。

4. 待灭菌物品体积不能超过30cm×30cm×50cm，器械包的重量不超过7kg，敷料包不超过5kg，用化学指标胶带贴封，并注明锅号、锅次、灭菌日期、失效期及灭菌责任人。

5. 应尽量将同类物品放在一起灭菌，若必须将不同类物品装在一起，则以最难达到灭菌物品所需的温度和时间为准。

6. **物品装放时应注意** ①器械包应平放，盘、碗应竖立，敷料包应使折叠的方向与水平面成垂直状态，玻璃瓶应开口向下或侧放，启闭式筛孔容器应将筛孔的盖打开；②难于灭菌的大包放在上层，较易灭菌的小包放在下层，器械包放在下层，器械包放在上层；③物品装放不能贴靠门和壁，上下左右相互间应间隔一定距离以利于蒸汽置换空气。

四、无菌物品存放区制度

1. 无菌物品存放区工作人员相对固定，由专人管理，其他无关人员不得入内。

2. 工作人员进入该区，戴帽、着专用服装，必要时戴口罩，注意手卫生。

3. 认真执行灭菌物品卸载、存放的操作流程，增强无菌观念。

4. **灭菌物品存放的有效期**

（1）无菌物品存放区环境的温度、湿度达到WS310.1—2016的规定时，使用普通棉布类包装的无菌物品，有效期为 14 天；未达到 WS310.1—2016 规定的环境温、湿度标准，其有效期应为 7 天。

（2）使用纸包装袋的灭菌无菌物品，有效期为 180 天。

（3）使用一次性医用皱纹包装纸、医用无纺布包装的灭菌无菌物品，有效期为 180 天。

（4）使用一次性纸塑袋包装的灭菌无菌物品，有效期为 180 天。

（5）具有密封性能的硬质容器，有效期为 180 天（先进先出原则）。

5. 各类常规物品和抢救物品应保持一定基数。认真清点，及时补充，保证灭菌物品的质量和数量，保证随时供应。

6. 每月做空气细菌培养、物品细菌培养、物表检测符合卫生学标准要求。

7. 做好物品的清点和交接班工作，外借物品必须办理登记手续。

8. 从库房领取的一次性无菌物品均需先拆除包装后方可进入该区。

第五节 消毒供应中心岗位及职责

一、岗位分类

1. **管理岗位** 为部门管理核心成员，依据管理目标和权限的层级设置的岗位。主要包括部门第一责任人；承担质量管理、人员管理职责人员、组长等人员。

2. **操作岗位** 依据工作流程要求、任务与技术难度层级设置的岗位。主要包括回收岗、接收分类岗、清洗岗、消毒岗、检查包装岗、敷料包装岗、质量检查岗、灭菌岗、下送岗。

二、管理岗位人员职责

（一）主管责任人

1. 落实医院复用医疗器械质量管理制度，积极协调相关职能科室和临床科室，加强对医院无菌物品质量管理，确保医疗安全。

2. 指导和督促消毒供应中心人员培训与教育计划，并定期对效果进行考评。

3. 负责建立消毒供应中心的质量控制体系。

4. 负责协调消毒供应中心的支持系统，保证后勤、设备的物资供应与正常运作。

5. 依据有关政策法规对消毒供应中心的改建、扩建和新建提出建设性意见。

（二）管理责任人

1. 负责消毒供应中心行政管理和业务管理。

2. 建立并落实消毒隔离和标准预防制度、人员职业安全防护制度，落实手卫生。做好污染物品去污过程的管理，有效防止污染源传播。

3. **人力资源管理** 根据最大限度地满足临床对器械需求的原则，建立工作人员排班和值班制度。制定明确的层级岗位职责和工作岗位职责。发挥组长的作用，以安全和质量保障为标准，及时有效调配人力。根据消毒供应中心业务发展需要，有计划地提出人力增补申请。

4. **建立持续的教育培训体系** 建立终身学习的团队文化，建立符合岗位需求、以时间为本、前瞻性的教育培训模式，建立长效的科室业务学习制度，建立小讲课制度、案例分析等途径、多形式的培训方式，建立核心能力训练制度，使每个工作人员都有机会获得有针对性的培训，把层级职责、工作制度、指令内涵与教育培训结合起来。

5. **建立持续质量改进系统。**

6. **实施业务管理** 建立完善消毒供应中心专科队伍，实行医院复用无菌物品集中管理。

7. **建立主动与临床科室联系制度** 营造主动为临床服务的文化，与临床科室保持良好的沟通，深入科室，及时掌握临床使用新的器械处置要求和使用的需要，并积极配合。

8. **推动专业发展。**

（三）组长

1. 负责本区域的工作指令，开展质量持续改进。落实各项核心制度，保证无菌物品的安全性。

2. 根据科室承担的主要任务情况，协助护士长制定本科室的工作计划、工作流程、评价指标等工作，并协助护士长布置和落实下一步工作重点，组织实施，以及检查与总结。

3. 指导和帮助本组人员严格执行各项规章制度和技术操作规程，根据工作需要，承担各种班次工作任务，及时解决本区出现的问题和提出合理化建议。

4. 参与科室专业小组的活动，开展业务学习。

5. 出现质量问题时，应积极配合护士长，调查事件的过程和性质，采取有效的控制措施，做好全程质量追溯，尽最大可能避免风险的危害。

三、操作岗位人员职责

回收岗

1. 负责按时回收医院各临床科室重复使用的污染物品、器械和器皿。

（1）回收时数量准确，不发生丢失和损坏事件。

（2）回收污染物品时，遵循标准预防要求，不污染医院科室环境。

（3）熟悉各临床科室的专科器械，正确使用回收容器，不损坏器械。

（4）回收时做到过期物品、污染物品分类放置。

（5）接触污染物品时戴手套，接触科室清洁环境和物品时及时脱手套。

（6）回收容器及时清洗消毒，保持清洁。

2. 接收分类岗

（1）负责接收清点已回收的污染物品及器械，发现回收物品的数量与功能异常时应及时与科室沟通或报告组长。

（2）具备正确识别各临床科室回收的物品、器械名称和数量的能力。

（3）接收器械应根据清洗方法进行分类放置，对锐器、精细器械放入专用的篮筐或容器。

（4）严格执行个人防护和消毒隔离制度。

（5）负责外来器械的清点与登记。

3. 清洗岗

（1）评估器械污染种类或程度，根据器械污染程度进行分类预处理（预处理的温度、时间、酶浓度严格遵循厂家说明书），并根据具体情况正确选择清洗工具和方法。

（2）正确使用清洗设施与设备，包括高压水枪、超声清洗机，对器械清洗质量达到合格标准负责。

（3）按照厂家清洗参数，需手工清洗的器械严格执行手工清洗操作流程。

（4）严格执行个人防护和消毒隔离制度。

4. 消毒岗

（1）使用清洗消毒机时，正确装载，准确记录清洗运行参数。

（2）评估器械清洗质量，定期检查工作流程执行效果，不断提高清洗质量。

（3）正确配制清洗液、消毒液、除锈剂、润滑剂，掌握有效浓度、浸泡时间及影响因素。

（4）严格执行个人防护和消毒隔离制度。

5. 检查包装岗

（1）负责对各类器械功能进行检查核对，确保每件器械的功能达到标准。

（2）手术包内器械数量准确，摆放顺序符合灭菌和临床使用要求。

（3）严格执行各类器械包装操作规程，每件灭菌包的密封和闭合达到标准。

（4）每个灭菌包的包内化学指示卡、包外指示物及包外标识准确，符合要求。

（5）保持包装材料符合质量要求，维持包装过程环境清洁，器械不被污染。

（6）及时评价包装质量，对包装过程的质量进行控制和不断改进。

6. 敷料包装岗

（1）负责对各类敷料进行检查核对，确保敷料清洗质量达到标准。

（2）敷料包内各种规格敷料数量准确，摆放顺序符合灭菌和临床使用要求。

（3）严格执行各类敷料包装操作规程，每件灭菌包的密封和闭合达到标准。

（4）每个灭菌包的包内化学指示卡、包外指示物及包外标识准确，符合要求。

（5）保持包装材料符合质量要求，普通棉布严禁缝补，维持包装过程环境清洁，敷料不被污染。

（6）及时评价包装质量，对包装过程的质量进行控制和不断改进。

7. 质量检查岗

（1）对消毒供应中心工作过程全部质量负责，有责任帮助、指导和督促工作人员岗位工作质量达到预期的目标。

（2）严格落实医院感染预防与控制各项工作制度和措施，正确执行标准预防技术。

（3）落实对重要设备技术参数确认等质量控制，如：清洗机、封口机、灭菌器等技术参数、运行参数的复核把关。

（4）协助组织和制定各区的工作流程、指引和技术操作规范，细化管理，根据标准对各项指标进行质量统计和分析。

（5）建立持续的岗位教育培训机制。

（6）协助制定各岗位的工作职责，合理安排岗位。

（7）做好工作质量评价标准的检测工作。

8. 灭菌岗

（1）负责安全操作各类灭菌器，执行正确的操作规程，保证灭菌器的正常运行。

（2）落实每天灭菌器工作前准备工作达到要求，包括水、电和蒸汽等各项技术参数符合灭菌工作要求。

（3）正确执行操作灭菌器的操作规程，能判断灭菌器常见的故障和日常维护。

（4）做好灭菌器运作过程的物理监测，并做好记录。

（5）正确装载和卸载灭菌物品，并评估灭菌效果，不合格物品不得发放，并报告护士长。

（6）预防非安全事件的发生，发生突发事件时，正确执行紧急预案，确保安全。

9. 下送岗

（1）负责对进入无菌物品存放区的灭菌物品进行质量确认，严格执行查对制度，合格后方可放进。

（2）保持无菌物品存放环境清洁，物品放置有序。

（3）无菌物品分类放置，标识清楚，物品数量准确无误。

（4）根据科室需要，及时安排物品发放，发放物品的记录具有可追溯性。

（5）接触无菌物品前做手卫生，保持手卫生。

（6）按时将各科室的无菌物品安全送达，确保运送过程不污染。

（7）送达各科室的物品数量和种类准确无误。

（8）下送容器及时清洁，保持干燥。

第六节 人力资源管理

一、概述

人力资源管理，就是指运用现代化的科学方法，对与一定物力相结合的人力进行合理的培训、组织和调配，使人力、物力经常保持最佳比例，同时对人的思想、心理和行为进行恰当的引导、控制和协调，充分发挥人的主观能动性，使人尽其才，事得其人，人事相宜，从而实现组织目标。

（一）消毒供应中心人力资源管理的核心

消毒供应中心人力资源管理的核心是对人力资源外在要素——量的管理和内在要素——质的管理。

1. 对人力资源进行量的管理，就是根据消毒供应中心所有人力和物力及其变化，对各层级人力进行恰当地培训、组织和协调，使二者经常保持最佳比例和有机的结合，使人和物都充分发挥出最佳效应。

2. 对人力资源进行质的管理，主要是指采用现代化的科学方法，对消毒供应中心人员的思想、心理和行为进行有效的管理（包括对个体和群体的思想、心理和行为的协调、控制和管理），充分发挥人的主观能动性，以完成消毒供应中心的工作目标。

3. 具体的方法可通过价值链管理实现。价值链上有三个主要环节，第一个环节是"价值创造"，第二个环节是"价值评价"，第三个环节是"价值分配"。

（1）"价值创造"强调的是创造要素的吸纳与开发。注重吸纳人才，注重通过开发提升员工的价值。

（2）"价值评价"强调的是要建立科学的价值评价考核体系，这一体系包括个性特质评价、职业行为能力评价和关键业绩指标考核。

个性特质评价是指评价员工是否具备某一职务或岗位所要求的个性特质，或者说是"主题特征"，比方说，消毒供应中心护士长岗位要求任职者具备创新、成就追求、重团队协作，善沟通、学习等方面的个性特质；职业行为能力评价指的是评价员工是否具备某一职务或岗位所要求的行为能力，或者说是职务或岗位胜任力，比如说，主管护师必须能检查和指导下级人员对复杂的医疗器械、外来医疗器械及植入物、精密医疗器械及腔镜器械的清洗消毒、检查包装、灭菌、存储与发放等工作，掌握各项质量监测要求、操作规程及结果判定，能对各环节质量进行分析，提出改进措施，有良好的沟通协调能力，能承担专科教学工作等；关键业绩指标考核指的是考核员工的工作是否达到某一职务或岗位所要求的关键业绩指标，比如说，消毒供应中心质控员每年应参与一项 QCC。

（3）"价值分配"的内容包括绩效、职权、信息、机会、学习等。

（二）消毒供应中心人力资源管理的特点

1. **消毒供应中心人力资源的生物性** 有生理和心理的不同需求，应根据人的自然属性与生理特征进行符合人性的管理，开发与管理注重终身教育，加强后期的培训与开发，实现自我补偿、自我更新、持续开发。

2. **消毒供应中心人力资源的多样性** 主要体现在来源多样和层级多样。来源有护理部所属的护士、后勤所属的技术工人、支持服务部门所属临聘人员等，层级有主任护师、主管护师、护师、护士、高级技术工人、中级技术工人、初级技术工人、临聘工人等。

3. **消毒供应中心人力资源的时限性** 时限性是指人力资源的形成与作用效率要受其生命周期的限制。作为生物有机体的个人，其生命是有周期的，每个人都要经历幼年期、少年期、青年期、中年期和老年期。其中，具有劳动能力的时间是生命周期中的一部分，其各个时期资源的可利用程度也不相同。无论哪类人，都有其才能发挥的最佳期、最佳年龄段。如果其才能未能在这一时期充分利用开发，就会导致人力资源的浪费。消毒供应中心护理人员大部分由其他护理岗位调至消毒供应中心，从事消毒供应专业工作时间长短不一，工作熟练程度和掌握的专科知识不一致，工作有学习期、稳定期、成熟期。因此，消毒供应中心人力资源的开发与管理必须尊重人力资源的时限性特点，各岗位合理搭配不同年龄人员和从事消毒供应专业工作不同年限人员，做到适时开发、及时利用、讲究时效，最大限度地保证人力资源的产出，延长其发挥作用的时间。

4. **消毒供应中心人力资源的能动性** 能动性是人力资源区别于其他资源的本质所在。其他资源在被开发的过程中，完全处于被动的地位；人力资源则不同，它在被开发的过程中，有思维与情感，有一定的文化程度，能对自身行为作出抉择，能够主动学习与自主地选择职务和岗位，更为重要的是人力资源能够发挥主观能动性，有目的、有意识地利用其他资源进行工作，推动专业发展。同时，人力资源具有创造性思维的潜能，能够在人类活动中发挥创造性的作用，既能创新观念、革新思想，又能创造新的生产工具、发明新的技术、优化工作流程。

5. **消毒供应中心人力资源的社会性** 消毒供应中心是一个小的社会团体，所有人员都处于这个社会团体之中，人力资源的形成、配置、利用、开发是通过分工来完成的，是以这个社会团体的存在为前提条件的。人力资源的社会性，主要表现为人与人之间的交往及由此产生的千丝万缕的联系。人力资源开发的核心，在于提高个体的素质，因为每一个个体素质的提高，必将形成高水平的人力资源质量。但是，在消毒供应中心，个体要通过群体来发挥作用，合理的组织结构有助于个体的成长及高效地发挥作用，不合理的组织结构则会对个体构成压抑。消毒供应中心的组织结构在很大程度上又取决于医院大的社会环境，医院环境构成了人力资源的大背景，直接或间接地影响消毒供应中心人力资源开发，所以，消毒供应中心人力资源管理既要注重人与人、人与消毒供应中心团体、人与医院的关系协调，又要注重消毒供应中心团队建设的重要性。

（三）消毒供应中心人力资源管理的目标

消毒供应中心人力资源管理的目标就是推行有效的人力资源激励、培养和发展机制和制度，充分发挥消毒供应中心人员的最大价值，以确保消毒供应中心顺利完成各项工作目标和促进专科发展。

1. 根据消毒供应中心人员结构和岗位要求，将合适的人员配置到各个岗位、各工作区域和各班次，做到人事相宜。

2. 制订各层级人员职业发展规划和培训计划，针对不同的岗位要求和员工素质安排培训课程和外出进修学习计划，提高员工的工作效率和竞争力，满足其职业发展的需要。

3. 对员工进行绩效考核，对他们的业绩进行评定和反馈，给予适当的奖惩，运用各种激励手段，激发他们的工作热情，提高工作积极性和工作效率。

4. 通过正向引导和培育，培养员工对科室和专业的认同感，最大限度地实现其个人价值和对科室的贡献率。

二、消毒供应中心人力资源规划

（一）岗位分析

岗位分析是本着因事设岗的原则，对消毒供应中心岗位工作需求及人员能力进行分析规划，达到岗位工作要求与人员能级相符。岗位分析是岗位信息收集、分析和综合人力资源管理基础性活动。

1. 消毒供应中心护士长岗位分析

（1）任职要求：①由护理专业专科及以上学历或具有同等医学背景知识的人员担任；②具有一定的临床工作经验，了解消毒供应中心的运作程序及工作流程，熟悉医疗器材的管理要求与规范使用，掌握消毒灭菌专业知识和相关法律法规；③有良好的人际沟通和部门协调能力，有较强的计算机应用能力；④身心健康，能承担较大强度的工作，能及时处理各种突发事件。

（2）工作范畴：负责消毒供应中心的行政和业务管理。

1）行政管理：保证科室高效、安全运转。

与医院和上级部门保持一致，做好上传下达，制订科室工作计划，协助管理部门建立健全科室的各项规章制度、职责和操作规程，定期修订，保持持续改进，并督促科室员工认真执行。合理安排科室人力，创造科室文化，营造良好的科室内部工作环境。根据人员特长，将他们放在最合适的岗位，充分调动每位员工的积极性；根据工作量和临床需求，合理设置班次，保证科室工作顺利完成。注意成本控制，合理利用资源，减少耗损。与其他科室保持良好的沟通和合作，争取他们的理解与支持，创造顺畅的工作外环境。

2）业务管理：为临床提供安全医疗器材。

加强各环节工作质量检查，及时指出存在的问题，并广泛征求具体操作人员的意见，找出解决问题的办法进行改进。每月组织质量分析会议，推广好的经验，解决工作中突出的问题。加强不良事件管理，鼓励上报，规范处理，同样的事故不重复发生。指导新技术的实施和新进人员的培训。定期组织和落实科室业务学习，并检查学习效果。指导科室人员收集工作数据，积极撰写论文和开展科研工作。

3）工作对象：工作时的主要对象是消毒供应中心的全体员工，医院职能部门领导和工作人员，医院其他科室负责人、科主任和护士长。

4）工作意义：消毒供应中心是医院的一个护理单元，但又和其他的护理单元不一样，它没有科主任，工作涉及医院各科室，消毒供应中心护士长既是护士长又兼有科主任的职责，比其他科室的护士长具有更多权利和工作灵活度，负责科室行政、质量、物资、教学、科研、人力资源的综合管理及相关科室的协调等所有工作；消毒供应专业是一个正在蓬勃发展的专业。消毒供应中心护士长这一岗位具有较大的挑战性和吸引力。

5）工作的时间与地点：消毒供应中心护士长实行工作日在班，24小时负责制。原则上为行政白班，不参与周末和节假日轮班。医院和科室有重大事件随叫随到，离开本市需向上级领导请假备案，并指定临时负责人。

6）拥有的权利与义务：在充分征求科室员工意见和建议的基础上，对消毒供应中心的人力资源、物资和绩效有合理使用和分配的权利。每年有外出培训和专业提升的机会。有督促科室优质高效完成各项工作，引导科室开展新技术、新改革、新业务，不断提高专业水平、工作效率和促进消毒供应工作整体质量提升的义务。

2. 消毒供应中心主管护师岗位分析

（1）任职要求：护理专业中专及以上学历，已取得主管护师执业资格，有五年以上临床护理工作经验和较好的沟通协调能力，身心健康。

（2）工作范畴：协助护士长完成科室管理和质量控制工作，带头执行科室的工作计划和操作规程，指导下级员工完成各项工作。可担任科室区域组长、质控员、总带教老师、科室绩效考核及分配小组成员等。

（3）工作对象：科室同事和需处理的可重复使用的医疗器材。

（4）工作意义：能合理利用主管护师的业务素质和多年的临床工作经验，为她们提供充分展示骨干作用的工作平台。

（5）工作的时间与地点：根据岗位安排，参与科室轮班，实行在岗负责。对分管工作实行整体负责。

（6）拥有的权利与义务：对分管的工作有组织和协调的权利，对科室考核、绩效分配和工作质量认定等有建议的权利，有获得相应岗位培训和专业提升的机会。有积极协助护士长工作、指导下级人员工作、保证工作质量的义务。

3. 消毒供应中心护师岗位分析

（1）任职要求：护理专业中专及以上学历，已取得护师执业资格，有一定的临床护理工作经验和较好的沟通协调能力，身心健康。

（2）工作范畴：协助主管护师完成本组工作，为科室的工作计划和操作规程的主要执行者，并指导下级员工严格执行操作规程和质量标准。可担任专科器械组长、监测员、物资管理人员、经管核算人员等。

（3）工作对象：需处理的可重复使用的医疗器材。

（4）工作意义：积累大量的实践工作经验，快速提高专业素质，容易获得大量的工作基础数据用于科研和改革。

（5）工作的时间与地点：根据岗位安排，参与科室轮班，实行在岗负责。对分管工作实行整体负责。

（6）拥有的权利与义务：对科室各项工作有提出建议和意见的权利，有获得相应岗位培训和专业提升的机会。有认真执行各项规章制度和操作规程、完成各项工作任务、指导下级人员工作等义务。

4. 消毒供应中心护士岗位分析

（1）任职要求：护理专业中专及以上学历，已取得护士执业资格，身心健康。

（2）工作范畴：严格执行操作规程和质量标准，完成本岗位工作。

（3）工作对象：需处理的可重复使用的医疗器材。

（4）工作意义：学到新的专科知识，快速提高专业素质。

（5）工作的时间与地点：根据岗位安排，参与科室轮班，实行在岗负责。

（6）拥有的权利与义务：对本岗位工作有提出建议和意见的权利，有获得相应岗位培训的机会。有认真执行各项规章制度和操作规程、及时准确完成各项工作任务等义务。

5. 消毒供应中心消毒员（灭菌员）岗位分析

（1）任职要求：①具有市级以上的特种设备作业人员证并在有效期内，能安全操作压力容器；②接受医院感染基础知识培训并考核合格；③接受本岗位相关知识与技能操作培训，并考核合格；④具有判断灭菌器及相关配件故障的能力；⑤具有判断灭菌物品是否合格的能力，对不合格的物品有正确处理的能力。

（2）工作范畴：①灭菌器的日常维护与保养；②装、卸载和灭菌物品；③和相关人员共同判定灭菌结果并及时处理。

（3）工作对象：灭菌器和已包装需灭菌的医疗器材。

（4）工作意义：为有证人员提供的特定岗位，难以被取代。

（5）工作的时间与地点：专岗专班，实行在岗负责。

（6）拥有的权利与义务：对本岗位工作有提出建议和意见的权利，有获得相应岗位培训的机会，参与质量分析。有认真执行各项规章制度和操作规程、保证灭菌器安全运行和灭菌质量等义务。

6. 消毒供应中心质控员岗位分析

（1）任职要求：

1）具有扎实的消毒供应专业理论基础和专业技能，具有指导、培训和教育他人的能力。

2）具有制定各工作区域工作流程和质量标准的能力，并能指导和组织员工实施落实。

3）工作责任心强，有良好的沟通能力，认真检查落实工作标准与岗位责任，达到各环节工作目标与质量要求，协助护士长和其他小组共同推进质量持续改进。

4）有敏锐的观察力，能及时发现科室工作存在的隐患和漏洞，并及时为护士长提供切实可行的解决问题的建议。

（2）工作范畴：对消毒供应中心工作过程全部质量负责。

（3）工作对象：各环节工作质量。

（4）工作意义：能夯实专业基础，培养全局观和管理能力。

（5）工作的时间与地点：原则上为行政白班，可参与周末和节假日轮班。

（6）拥有的权利与义务：参与科室全程质量管理，对有关工作质量的制度、工作流程、操作规程有优化和改进的建议权，制定工作质量标准并有检查、考核和绩效认定的权利，有获得相应岗位外出培训和专业提升的机会。有帮助、指导和督促工作人员岗位工作质量达到预期目标的义务，有协助护士长对全科质量进行分析、整改和持续改进的义务。

7. 下收下送人员岗位分析

（1）任职要求：①具有初中毕业及以上学历，接受消毒隔离基础知识培训并考核合格；②身心健康，能承受一定强度的体力工作；③工作责任心强，有一定的沟通能力。

（2）工作范畴：密闭回收医院各临床科室使用后的可重复使用的医疗器材至消毒供应中心去污区；密闭运送已消毒和灭菌的医疗器材到临床各科室，并确认。

（3）工作对象：临床各科室和相应的医疗器材。

（4）工作意义：工作任务基本恒定，工作场所移动度较大，接触人员较多，可锻炼沟通能力。

（5）工作的时间与地点：专岗专班，实行在岗负责。

（6）拥有的权利与义务：对本岗位工作有提出建议和意见的权利，有获得相应岗位培训的机会。有认真执行下收下送操作规程、及时准确完成工作任务等义务。

8. 消毒供应中心夜班人员岗位分析

（1）任职要求：在消毒供应中心履职3年及以上的护士，或具有初级以上职称的员工。

（2）工作范畴：处理手术急需医疗器材和突发应急情况。

（3）工作对象：应急事件及急需医疗器材。

（4）工作意义：配合临床抢救患者。

（5）工作的时间与地点：整晚值班，当班担责。

（6）拥有的权利与义务：处理手术急需医疗器材和突发应急情况时，可调动科室所有人员和物资。有为临床科室提供急需医疗器材的义务，遇重大事件有及时报告护士长的义务。

（二）岗位评估

岗位评估的方法有参照法、分类法、岗位排序法、评分法、因素比较法、海氏（Hay Group）三要素评估法等。这里采用海氏评估法对消毒供应中心岗位进行评估。

海氏三要素评估法是国际上使用最广泛的一种岗位评估方法。它通过"技能水平、解决问题能力、风险责任"三个要素对岗位的价值进行评估，并且通过较为正确的分值计算确定岗位的等级。技能水平，是指使绩效达到可接收程度所必须具备的专科业务知识及其相应的实际操作技能。解决问题能力，是与工作职位要求承担者对环境的应变力和要处理问题的复杂度有关。风险责任，是指工作职位承担者的行动自由度、行为后果影响及职位责任大小，是某工作职位人力资本增量创新性价值，即该工作职位承担者利用其主观能动性进行创新所获得的绩效水平。

1. **消毒供应中心护士长岗位评估**

（1）技能水平：①熟悉和掌握消毒供应中心工作必须遵循的国家相关法律、法规以及医院的政策规定，掌握各类可重复使用医疗器材的回收、清洗消毒、检查包装、灭菌、监测、存储与发放等消毒供应专业知识和专科技能；能制定科室工作制度、工作流程并建立工作标准，掌握职业性暴露的相关知识。②能督促消毒供应中心工作人员认真执行各项规章制度、技术操作规程和岗位职责；能保证消毒供应中心工作有序、安全和高效运转，满足临床需求；能对科室各环节工作质量进行综合分析和评价，确定质量改进目标，建立持续改进质量管理体系；能合理利用资源，控制成本，减少耗损。③能建立完善的正向激励机制和科室不同层级人员的培养计划，形成良好的科室文化，提高团队整体专业水平；能进行良好的人际沟通和科室之间的协调，与相关科室保持良好的协作，主动配合和满足临床需求。

（2）解决问题能力：能正确分析和评估科室潜存的问题和风险，制定切实可行的应急预案和处理流程；能及时解决科室出现的复杂问题并提出防范措施；能正确应对科室突发事件，并建立预警机制。

（3）风险责任：掌握消毒供应中心专业的发展方向与动态，能不断寻求和推动自身专业发展并制定本学科发展规划；能积极开拓新技术、新改革、新业务，促进科室工作质量和效率提升。

2. **消毒供应中心主管护师岗位评估**

（1）技能水平：①熟悉和掌握消毒供应中心工作必须遵循的国家相关法律、法规以及医院的政策规定，掌握各类可重复使用医疗器材的回收、清洗消毒、检查包装、灭菌、存储与发放等消毒供应专业知识和专科技能；掌握职业性暴露的相关知识。②能检查和指导下级人员对复杂的医疗器械、外来医疗器械及植入物、精密医疗器械及腔镜器械的清洗消毒、检查包装、灭菌、存储与发放等工作。③熟练掌握各项质量监测要求、操作规程及结果判定。④能对各环节质量进行分析，提出改进措施。⑤有良好的沟通协调能力，能承担专科教学工作。

（2）解决问题能力：能及时发现所在岗位存在的问题，报告护士长的同时并协助积极处理，避免造成严重后果。护士长不在岗时，可暂时处理科室日常工作。

（3）风险责任：熟悉消毒供应中心专业的发展方向与动态，积极开展消毒供应中心的科研，协助护士长开展新技术、新改革、新业务并负责指导实施。

3. 消毒供应中心护师岗位评估

（1）技能水平：①熟悉和掌握消毒供应中心工作必须遵循的国家相关法律、法规以及医院的政策规定，掌握各类可重复使用医疗器材的回收、清洗消毒、检查包装、灭菌、存储与发放等消毒供应专业知识和专科技能；掌握职业性暴露的相关知识。②有一定的沟通协调能力，能正确执行并指导下级人员认真执行各项操作规程，保证本班工作质量。③能在全科进行工作经验分享，并承担下级人员的教学和培训。

（2）解决问题能力：能及时解决本班工作中出现的问题；有重大事件时及时报告上级人员和护士长，并服从调配，协助处理。

（3）风险责任：了解消毒供应中心专业的发展方向与动态，积极学习新技术、新改革、新业务，并在上级人员的指导下实施。

4. 消毒供应中心护士岗位评估

（1）技能水平：①熟悉消毒供应中心工作必须遵循的国家相关法律、法规以及医院的政策规定，掌握各类可重复使用医疗器材的回收、清洗消毒、检查包装、灭菌、存储与发放等消毒供应专业知识和专科技能；掌握职业性暴露的相关知识。②能正确执行各项操作规程和各项工作要求，保证本班工作质量。③能不断总结工作经验改进工作。

（2）解决问题能力：能及时发现和修正自己工作中的存在问题，有重大事件时及时报告上级人员和护士长。

（3）风险责任：了解消毒供应中心专业的发展方向与动态，不断提升自身专业素养，能积极思考和提出改进工作的建议和方法。

5. 消毒供应中心消毒员（灭菌员）岗位评估

（1）技能水平：①熟悉消毒供应中心工作必须遵循的国家相关法律、法规以及医院的政策规定，掌握各类可重复使用医疗器材的消毒灭菌、专业知识和专科技能；掌握职业性暴露的相关知识。②掌握压力容器的使用、维护和日常保养，持证上岗。了解各类灭菌器和消毒灭菌剂的性能并保证灭菌器正常运行，能选择正确的灭菌方法、灭菌程序和消毒灭菌剂。③能正确执行灭菌器和灭菌过程监测，并准确判定监测结果。

（2）解决问题能力：通过观察灭菌器的运行，能及时发现灭菌器、灭菌过程和灭菌质量出现的问题并按规范要求处理；有疑问或不能自行解决的问题，能及时报告质控员和护士长。

（3）风险责任：了解消毒灭菌和灭菌设备的发展方向与动态，努力掌握灭菌器的构造和各零部件的功能，能处理灭菌器的常见故障，能积极思考和提出改进消毒灭菌工作质量的建议和方法。

6. 消毒供应中心质控员岗位评估

（1）技能水平：①熟悉和掌握消毒供应中心工作必须遵循的国家相关法律、法规以及医院的政策规定，具有扎实的消毒供应专业理论基础和专业技能；掌握职业性暴露的相关知识。②掌握科室工作质量标准、质量监测要求、操作规程及结果判定。能指导和检查各岗位人员严格执行工作质量标准，发现质量出现偏差及时纠正。③能对各环节质量进行分析，提出改进措施。④有良好的沟通协调能力，能指导、培训和教育他人。

（2）解决问题能力：能及时发现影响各工作环节质量的显性和隐性因素，并提出修正工作制度和操作流程的具体建议，保证科室工作质量。

（3）风险责任：掌握消毒供应中心专业的发展方向与动态，对科室准备开展的新技术、新改革、新业务能正确评估可能对工作质量的促进和影响，给出将风险降到最低并切实可行的实施方案。

7. 下收下送人员岗位评估

（1）技能水平：①掌握下收下送车辆的清洗消毒方法及消毒剂的使用，掌握六部洗手法和手套的规范使用，掌握职业性暴露的相关知识。②熟悉车辆和密闭容器的使用。③了解医院各临床科室的分布。④能提供微笑服务。

（2）解决问题能力：能及时解答临床科室的疑问，有不能解决的问题能及时报告护士长。

（3）风险责任：能观察发现临床科室和转运线路的特点，争取用最少的时间和满意的服务实行下收下送。

8. 消毒供应中心夜班人员岗位评估

（1）技能水平：掌握消毒供应中心夜班职责，具有慎独精神，能独立处理夜班工作，保证消毒供应中心安全。

（2）解决问题能力：有较强的应变能力，能独立处理夜班突发事件，有不能解决的问题能及时报告护士长。

（3）风险责任：不断学习医院和科室的规章制度，了解夜班可能出现的突发事件，给出相应应急预案的具体建议。

（三）岗位层级

岗位是指组织中承担一定职责的员工工作的位置，岗位层级是表示一个岗位在组织结构中的相对位置。实行层级管理，能更加明确各岗位的职责和权限，使员工对自己的责权利更加清晰。

消毒供应中心应根据工作需要、技术职称和岗位的技能水平、解决问题能力、风险责任等综合分析，进行岗位层级设置和层级管理。根据消毒供应中心护士长、主管护师、护师、护士、消毒员（灭菌员）、质控员、下收下送、夜班人员等八个岗位可分为五个层级。

1. **A 级** 消毒供应中心护士长岗位：为消毒供应中心最高层级，负责全科工作，确定消毒供应中心发展规划和发展方向。

2. **B 级** 消毒供应中心主管护师岗位、质控员岗位：

（1）为消毒供应中心核心小组成员，协助护士长推动全科工作，对全科工作质量把关。

（2）对应的工作岗位为消毒供应中心的全岗位，可从事各区域所有工作。

（3）参与科室管理，可担任质检及监测员、各区域组长、教学组长、物资管理员、绩效考核小组成员。

3. **C 级** 消毒供应中心护师岗位、消毒员（灭菌员）岗位、夜班人员：

（1）为消毒供应中心的主要工作力量，保证消毒供应中心各项工作任务的完成。

（2）对应的工作岗位有清点分类、所有器械的清洗消毒、特殊敷料制备与包装、器材的质量检查与装配、配包与核对、灭菌与监测、无菌物品的存储与发放。

（3）有义务为新进人员、本区域护士和工人提供指导。

4. **D 级** 消毒供应中心护士岗位、专业技术工人岗位：

（1）为消毒供应中心的新生力量，协助护师完成各项工作任务，需努力学习专科理论和专科知识尽快成长。

（2）对应的工作岗位有回收、一般器材的清洗消毒、装筐、敷料的检查包装、器材的包装。

5. **E 级** 下收下送人员岗位：

（1）为消毒供应中心对外工作人员，对体力和服务态度有一定要求，对专科理论和专科技能要求较低。

（2）对应的工作岗位为器材的下收与下送。

（四）岗位考评

1. **考评标准**（表 3-1 ~ 表 3-8）

表 3-1　护士长考评标准

项目	目标
行政管理能力	1. 能正确领会和传达医院和主管部门的工作精神,熟悉并遵守医院的各项规章制度 2. 建立健全科室各项规章制度、职责和操作规程,按时制订科室工作计划,定期修订,保持持续改进,并督促科室员工认真执行

项目	目标
行政管理能力	3. 能正确评估科室人员的工作能力和特点,合理安排岗位和班次,并根据实际工作情况适时调整 4. 了解循证医学方法,掌握 PDCA 等质量控制工具的使用方法,对工作中的难题,及时开展科室讨论,制订相应的计划和措施,并对实施效果进行总结和评价 5. 根据医院奖金分配或绩效考核管理办法,结合实际情况,制定科室绩效(或奖金)分配方案,做到科学、公正,并体现个人劳动价值 6. 掌握本科室耗材、国有资产信息,并制定有效的管理办法
业务能力	1. 掌握消毒供应中心的管理制度和质量评价标准 2. 掌握消毒供应专业各项技术操作流程 3. 掌握本科室各种仪器设备的使用方法、维护保养和管理要点 4. 对科室人员的操作进行动态的评估,同时对技术应用中存在的流程和质量问题提出改进意见 5. 熟悉与本科室有关的医院感染监控内容与方法,能对监测结果进行分析、评价,针对问题时能制定措施并监督实施 6. 根据科室实际工作情况,合理制定岗位和班次职责 7. 建立健全无菌物品信息化管理系统
应急能力	1. 掌握突发事件的应急处理流程及人力调配方案,能应对各种突发事件,并能组织科室人员采取有效应急措施 2. 掌握灭菌失败和生物监测不合格情况的应急处理措施,并能前瞻性预见问题的发生,采取有效的措施 3. 掌握职业暴露的应急处理和报告流程,掌握不良事件的上报流程
教学与培养能力	1. 能制定科室教学目标和计划,并承担授课任务 2. 有对本科室各层级人员和实习生、进修生教学和指导的能力,根据本科人员情况,制订个体化培训计划,为科室人员提供外出培训和职位升迁机会 3. 有开展新技术、新业务,积极撰写学术论文,申报课题的能力
综合能力	1. 掌握人际沟通及协调技巧,能与临床科室进行良好的沟通,能做好与科内及院内相关人员的协调工作 2. 掌握夜间和节假日听班工作流程,可在工作需要时随时参与科室值班 3. 能积极参加国家级、省市级专业会议和培训,并能撰写参会稿件或参与交流

表 3-2　主管护师考评标准

项目	目标
专业基础	1. 掌握本科室的管理要点,能指导下级人员工作,并作出正确的评估,制定有效措施 2. 熟悉护理组长工作职责及工作方法,能正确评估本工作区人员的工作能力和效果,并采取积极有效的改进措施 3. 掌握消毒供应中心的规章制度,能参与制定科内核心制度、工作流程 4. 了解循证医学方法,掌握 PDCA 等质量管理方法和要求,对工作中难题,能及时组织科室人员讨论,并能制订相应的工作计划和措施 5. 掌握消毒供应中心各种设备的使用、检测、维护和保养,能正确评估消毒供应中心设备使用参数,发现问题,及时处理或协助解决

项目	目标
专业基础	6. 掌握消毒供应中心各项监测技术的意义及方法,能跟踪各项监测指数,根据问题提出改进措施 7. 掌握无菌物品的信息化管理
专科技能	1. 掌握消毒供应中心技术操作流程与质量标准,能指导下级人员进行专科技术操作。能对存在的工作流程和质量问题提出改进意见 2. 掌握复杂性、精密器械的处理技术流程,能有效地完成复杂性、精密器械的处理 3. 掌握本科室各种设备的使用方法和管理要点,能发现并处理设备的常见故障 4. 精通不同物品所采用最佳的清洗消毒、包装、灭菌方法,能针对不同的物品作出正确的评估和处理方法 5. 精通手术器械、外来器械、特殊感染器械的处理方法及要求,能指导下级人员正确操作 6. 对科室人员的操作进行动态的评估,同时对技术应用中存在问题提出改进意见并参与实施
应急能力	1. 掌握消毒供应中心的应急预案,能应对各种突发事件,护士长不在时能合理调配人力,满足应急状态下的人力资源 2. 熟练掌握灭菌失败和生物监测不合格的应急处理措施,能前瞻性预见问题的发生,采取有效的措施 3. 熟练掌握职业暴露的应急处理和报告流程,掌握不良事件的上报流程
教学与培养能力	1. 自觉参加医院和科室的规范化培训,按时完成培训和考核 2. 掌握本科室带教目标与要求,能制定教学计划、能承担授课任务 3. 掌握本科室各级人员的培训目标与要求,有对下级人员教学和指导的能力,有指导实习生、进修生的能力 4. 有开展新技术、新业务,撰写学术论文,申报课题的能力
综合能力	1. 掌握消毒供应中心的管理制度,能参与科室管理,能对工作质量进行分析、改进及评价 2. 掌握消毒供应中心质量评价标准,能根据质量评价指标进行质量改进 3. 掌握并熟练运用沟通技巧,能与临床各科室进行有效的沟通 4. 能积极参加国家级、省市级专业会议和培训,并能撰写参会稿件或参与会议交流

表 3-3 护师考评标准

项目	目标
专业基础	1. 掌握消毒供应中心的布局、环境要求和物品放置要求,能评估本区的布局、环境、物品放置的合理性,并根据存在的问题提出整改意见 2. 掌握各岗位班次工作职责和工作方法,能按照要求独立完成工作 3. 掌握各种操作技术的质量标准,能发现操作中存在的不规范行为,有一定的分析和解决问题的能力 4. 熟悉各类灭菌设备的使用要求、适用范围、装卸载标准、注意事项、灭菌效果监测方法及意义 5. 掌握无菌物品的存储和发放要求,能按要求正确发放物品 6. 掌握各种清洗消毒剂、润滑剂的作用原理,能正确使用各种清洗消毒剂、润滑剂 7. 熟悉消毒供应中心的各项监测技术的意义及方法,在上级护士的指导下,能分析各种化验和检验结果,并对工作区域进行正确的评估 8. 掌握无菌物品信息化管理系统

续表

项目	目标
专科技能	1. 掌握消毒供应中心各项专科操作技术,能独立完成消毒供应中心的各项专科操作技术 2. 掌握重复使用物品回收分类、清洗、包装、灭菌的流程及要求,并能按要求正确处理物品及器械 3. 掌握复杂性、精密器械的处理技术流程,能有效地完成复杂性、精密器械的处理 4. 掌握手术器械、外来器械、特殊感染器械的处理方法及要求,能指导下级人员正确操作 5. 掌握各种设备的操作方法和流程,能正确使用消毒供应中心各种常用设备,并能对常用设备常见故障进行初步的判断和处理
应急能力	1. 熟悉消毒供应中心的应急预案,遇到突发事件时,能执行应急预案并及时上报 2. 熟悉灭菌失败和生物监测不合格的应急处理措施 3. 熟悉职业暴露的应急处理及报告制度,能正确处理针刺伤,正确使用洗眼器,并对下级人员进行指导,熟悉不良事件上报流程
教学与培养能力	1. 自觉参加医院和科室的规范化培训,按时完成培训和考核 2. 熟悉本科室带教目标与要求,参与部分授课和教学活动,有对下级人员指导的能力 3. 积极参与各级专业岗位培训,提高专业能力
综合能力	1. 熟悉消毒供应中心管理制度和质量评价标准,并能及时发现问题并提出合理化建议 2. 熟练掌握沟通技巧,能与临床各科室进行有效的沟通

表 3-4 护士考评标准

项目	目标
专业基础	1. 熟悉消毒供应中心的布局、环境要求和物品放置,工作中不造成交叉污染 2. 熟悉消毒供应中心各项规章制度、岗位职责与质量标准,熟悉消毒隔离知识、标准预防知识 3. 熟悉各种清洗消毒剂、润滑剂的作用原理,能正确使用各种清洗消毒剂、润滑剂 4. 了解特殊感染性物品的清洗要求及方法,能在上级人员的指导下正确处理特殊感染性物品 5. 熟悉科室文书书写要求,按要求完成文件记录
专科技能	1. 能熟练完成消毒供应中心各项操作技术 2. 熟悉重复使用物品回收分类、清洗、包装、灭菌的流程及要求,并能按要求正确处理物品及器械 3. 能正确使用 CSS 的各种设备,熟悉其基本操作规程和常见报警处理流程
应急能力	熟悉消毒供应中心应急预案,遇到突发事件及时汇报和参与处理
培训	1. 自觉参加医院和科室的规范化培训,按时完成培训和考核 2. 积极参加各级专科岗位培训,提升专业水平
综合能力	1. 了解消毒供应中心管理基本要求 2. 有较好的沟通协调能力

表 3-5 消毒员考评标准

项目	目标
专业基础	1. 持"特种设备(压力容器类)作业人员证"上岗,并按时年检,保持证件有效 2. 熟悉消毒供应中心的布局、环境要求和物品放置 3. 熟悉消毒供应中心各项规章制度、岗位职责与质量标准,熟悉消毒隔离知识、标准预防知识 4. 熟悉科室文书书写要求,按要求完成文件记录 5. 能按时完成灭菌工作,并根据工作需要合理安排灭菌顺序 6. 掌握灭菌设备的日常维护和清洁保养方法,协助做好设备年检工作,能够判断和排除设备常见故障,协助专业人员进行设备维修并做好记录
专科技能	1. 熟练掌握各类灭菌设备及辅助设备的工作原理和操作规程,熟练掌握灭菌适用范围及装卸载要求 2. 能根据物品种类,选择合适的灭菌方式和程序,准确判断灭菌是否合格有效 3. 掌握灭菌过程的生物、化学及工艺监测,做好登记整理,能发现异常问题,并及时上报 4. 熟悉灭菌设备常见报警提示和故障原因,并能及时处理
应急能力	1. 熟悉消毒供应中心应急预案,遇到突发事件及时汇报和参与处理 2. 熟悉灭菌失败和生物监测不合格的应急处理措施
培训	1. 按时完成科室制定的培训和考核任务 2. 积极参加各级专业岗位培训,能撰写参会稿件或参与会议讨论 3. 参与科室实习生、进修生的授课和培训
综合能力	有较好的沟通协调能力

表 3-6 质控员考评标准

项目	目标
工作能力	1. 掌握消毒供应中心的管理制度和质量评价标准 2. 熟悉消毒供应中心各项技术操作流程和要点 3. 了解循证医学方法,掌握 PDCA 等质量管理方法和要求 4. 能协助护士长制订科室质量控制监测计划,并组织实施、检查、评价、总结,参与建立质量持续改进的长效机制 5. 完成对科室日常工作质量的动态监测,并对质量隐患进行分析,提出解决措施,指导实施并评价效果 6. 按时参加医院质控会议和培训,完成院科两级质控任务
综合能力	1. 具有良好的沟通能力 2. 善于观察和发现问题,能及时发现工作中的质控难点和盲点,并及时制定改进措施

表 3-7　下收下送人员考评标准

项目	目标
工作能力	1. 掌握下收下送人员的岗位职责 2. 熟悉消毒隔离知识和标准预防知识 3. 按时完成下收下送工作,准确,无遗漏 4. 熟悉特殊感染器械的转运和交接流程 5. 按时做好满意度调查,能及时对临床科室反映的问题进行反馈
综合能力	具有良好的沟通、协调能力和职业形象

表 3-8　夜班人员考评标准

项目	目标
工作能力	1. 熟练掌握夜班人员岗位职责 2. 能完成夜间常规复用诊疗器械的处置 3. 能完成夜间急用器械的处置 4. 按时完成夜间无菌包的入库和发放工作 5. 完成灭菌过程中的物理、化学、生物监测和信息化操作 6. 工作结束后,能完成区域空气、环境、工具的清洁消毒工作 7. 完成夜班各项工作记录和文书书写
应急能力	熟悉消毒供应中心应急预案,遇到突发事件及时汇报和参与处理
综合能力	具有良好的沟通和协调能力

(五)职位升迁

1. **护士长**　消毒供应中心护士长的院内职位升迁应按照其所在医院的人事制度进行,因其工作内容常与设备、耗材、医院感染相关。因此,可通过参与相应岗位竞聘担任管理人员。也可以通过不断提高自身职业素养和专业能力,扩大自己在专业内的影响力,并热心服务于地区或省市级消毒供应专业的工作,加入到上一级专业委员会中,逐步担任委员、常务委员、主任委员等,以获得更高的专业地位。

2. **主管护师**　消毒供应中心主管护师的科室内职位升迁应参照科室岗位考评标准和日常工作表现,通过科内竞聘、民主评议等方式担任区域组长、质控组长、带教老师、大组长等职位。院内职位升迁应按其所在医院的人事制度进行,可以参与消毒供应中心副护士长、护士长的岗位竞聘,也可参与符合条件的其他管理岗位的竞聘。

3. **护师**　消毒供应中心护师的科室内职位升迁应参照科室岗位考评标准和日常工作表现,通过科内竞聘、民主评议等方式担任质控员、带教老师、区域组长等职位。院内职位升迁应按其所在医院的人事制度进行。

4. **护士**　消毒供应中心护士的科室内职位升迁应参照科室岗位考评标准和日常工作

表现，通过科内竞聘、民主评议等方式担任质控员等职位。

5. **消毒员** 消毒员的科室内职位升迁应参照科室岗位考评标准和日常工作表现，通过科内竞聘、民主评议等方式担任消毒组组长、高一级技术工人等职位。院内职位升迁应按其所在医院的人事制度进行。也可以通过不断提高自身职业素养和专业能力，并热心服务于地区或省市级消毒供应专业的工作，加入到上一级专业委员会中。

6. **工勤人员** 消毒供应中心工勤人员的科室内职位升迁应参照科室岗位考评标准和日常工作表现，通过科内竞聘、民主评议等方式担任工勤人员组组长、一般器械清洗组组长等职位。院内职位升迁应按其所在医院的人事制度进行。

7. **物业人员** 消毒供应中心物业人员的科室内升迁应根据其日常工作表现和综合能力，通过民主评议方式担任物业人员组组长职务。科室外职位升迁有其所属物业公司进行。

三、消毒供应中心人力资源管理

（一）招聘与甄选

1. **招聘要求** 医院应根据消毒供应中心工作需要进行人员招聘，招聘可由医院人事科、护理部或主管部门负责组织院内调动或对外招聘。应充分考虑消毒供应中心特点、工作强度、职业暴露风险及灭菌员特殊责任，制定招聘要求。

（1）护理人员具有护士职业资格，并经过消毒供应中心相关理论与技术培训。

（2）灭菌人员具有高中以上文化程度，持有省市级以上压力容器操作证书，具备机械专业教育人员优先。

（3）技术工人应具有高中以上文化程度，有较强学习和接受能力。

2. **甄选要求** 消毒供应中心应根据工作量及各岗位需求，合理配置工作人员，保证工作质量。

（1）消毒供应中心管理者应具备大专以上学历，主管护师以上职称，具有较强的学习能力，有消毒供应岗位工作经验，接受过系统的医院感染和消毒供应专业的学习和培训。

（2）能级对应：在消毒供应中心应确定层级和岗位。区域人员配备时应按照不同层级进行安排。

（3）动态调节：消毒供应中心人员在不同的工作岗位上有计划的轮岗，或承担不同的工作职责，使能级对应、优势定位在不断调整的过程中很好地实现。

（二）消毒供应中心人力资源培训

1. **培训目标和学习目标**

（1）培训目标：对消毒供应中心各层次工作人员逐级分别进行基础知识、专业知识和岗位技能的培训，提高在职人员的素质，完善在职人员知识结构，加强专业人员队伍建设。针对不同层次人员需求可选择不同的培训内容与方法。

（2）学习目标

1）掌握消毒供应中心的布局及工作区划分和各区功能。

2）掌握消毒供应中心的工作程序及运作模式。

3）掌握消毒供应中心医院感染控制措施。

4）掌握消毒供应中心规章制度、操作规程、质量标准、工作职责、工作流程、医疗文件记录。

5）掌握消毒供应中心应急预案及应急处理措施，并有效地执行。

6）在去污区能遵守标准预防措施，并有效地进行回收和处理各类污染物品。

7）在检查包装区能正确有效地进行医疗器械的检查、调配及包装各类诊疗包。

8）在灭菌区能掌握灭菌物品的正确装载和灭菌器操作及灭菌效果的监测。

9）在无菌物品存放区能掌握无菌物品的存放和发放原则，并能正确地发放各类无菌物品。

10）掌握一次性无菌医疗用品的管理原则。

11）掌握下收下送工作及其过程中的感染控制，具有良好的服务态度和人际沟通技巧。

12）掌握职业安全与健康的相关知识。

13）掌握与消毒供应中心相关的法律法规、国家标准。

2. 培训组织与方法

（1）组织培训：培训教育系统主要由消毒供应专业继续教育和医院消毒供应中心岗位培训所组成。

医院消毒供应中心岗位培训主要是由消毒供应中心负责组织实施。岗位培训的特点是与岗位工作需要由密切的联系，培训形式多样，培训与工作过程相融合，随时进行，对工作质量有明显的影响。参加人员是全体工作人员，针对不同级别员工的特点，消毒供应中心护士长、带教培训组长、区域组长、护士逐级实施。

（2）培训方法

1）基础知识培训：工作人员正确理解和掌握消毒供应专业管理制度、岗位技能和操作技术等，以理论授课为主。可通过参加省市相关专业培训班，科室组织小讲课或聘请专家进行专题讲座等方式进行。重点是解决专业人员的综合知识，提高分析问题和解决问题的能力。特别是相关专业的知识，如设备管理、医用清洁剂、包装材料、监测材料、灭菌过程等基础知识的学习和讲解。

2）外出进修学习：是行业之间相互交流的形式，有助于提高本院消毒供应中心骨干的工作能力。选择外出进修学习主要是针对本科室需要解决的问题，明确任务目标，进行深入的学习和培训。进修学习时，在接受理论学习的同时，也可以在工作岗位上运用，这种学习形式有利于理论与实践的紧密结合，效果较好。

3）学习交流研讨：医院及消毒供应中心管理者应有计划地选派人员参加各省市的相

关学术会议和培训班，了解本专业发展的动向、新知识和新技术。包括护理管理、医院感染和消毒供应专业等相关内容。同时医院消毒供应中心应有针对性地总结工作经验，不断地提升专业水平，在学术交流会上报告和分享。

3. 培训效果评价及具体考试考核办法

（1）培训效果评价：培训效果可从理论知识的掌握和实际应用情况两方面来评价。运用定期考核、随机考核、单项考核、综合考核的方式，对工作人员的工作态度、工作能力、工作业绩等方面考核实施效果评价，记录每次培训的考核成绩。

1）工作态度：爱岗敬业，遵守各项规章制度能认真履行岗位职责，有慎独精神，有工作责任心和职业道德，善于交流沟通，有团队合作精神。

2）工作能力：管理能力、专业水平、操作技能、科研教学以及新技术、新业务应用。有较强的组织管理能力，有及时地发现问题和解决实际问题的能力；能较好地掌握本专业和相关专业的理论知识，及时了解国内外本专业的发展动态；熟练掌握基本操作技能和专科操作技能，熟练掌握各类仪器设备的原理、使用及保养；能独立承担或参与科研项目，有学术论文发表，并承担或参与各类教学活动；积极开展新技术、新业务。

3）工作业绩：实际完成的工作内容、工作数量和工作质量。包括清洗技术、包装技术和灭菌技术等掌握情况和工作效果的评价。

（2）具体考试考核办法。

1）新入科工作人员：每周提问+随机提问，跟班结束独立上岗前理论考试，技能考试，并组织一次区域业务查房，合格方可上岗。

2）各岗位工作人员：按医院具体要求或科室层级划分，设定理论考试、技能考试次数，建议考试以每季度至少一次为宜。

3）技术工人：以提问为主，内容主要为工作职责，手卫生知识，下收下送过程中的相关感染控制知识，消毒液配制等。

4. 岗位技能培训 岗位培训是消毒供应专业人员主要的培训形式。利用工作过程一对一的带教、班前班后的理论讲授和操作训练等，重点解决工作中的难点、经常出现偏差的问题或新技术推广等，授课老师常常是本科室有工作经验的同行，授课内容应具有灵活、实用和针对性强的特点，能很好地提高科室人员的专业知识和技术水平。

（1）清洗岗位

1）培训内容

①去污区的岗位职责、技术规范及工作流程。

②去污区消毒隔离制度及个人防护。

③手卫生要求及方法。

④清洗、消毒目的和原理等相关知识。

⑤各类器械物品清洗、消毒的要求。

⑥外来器械结构及清洗要点。

⑦各种仪器的基本原理，操作规程及日常维护。

⑧去污区各类数据记录方法，计算机在消毒供应中心的应用及日常操作。

⑨突发事件的处理知识及相关流程。

2）培训方法

①岗位示教，小讲课，操作规程。

②现场教学，与实际工作相结合。

③组长或骨干参加相关的学术会议。

④实行操作演练或比赛。

（2）检查包装岗位

1）培训内容

①检查包装区的岗位职责、技术规范及工作流程。

②各种包装材料的相关知识。

③精密仪器的结构材料及包装要求。

④各类器械的检查要求与方法，包装方法及标识。

⑤外来器械的结构及包装要求。

⑥各种仪器的基本原理，操作规程及日常维护。

⑦包装区各类数据记录方法，计算机在消毒供应中心的应用及日常操作。

⑧手卫生要求及方法。

⑨突发事件的处理知识及相关流程。

2）培训方法

①岗位示教，进行包装方法的演示。

②定期小讲课，更新包装相关知识。

③围绕工作中的难点或问题，定期开展科室会议。

④组织比赛或竞赛。

（3）灭菌岗位

1）培训内容

①灭菌区的岗位职责，技术规范及工作流程。

②手卫生要求及方法。

③各类灭菌物品的装、卸载，及灭菌要求。

④灭菌器基本原理，操作规程及日常维护。

⑤灭菌监测的相关知识。

⑥灭菌区各类数据记录方法，计算机在消毒供应中心的应用及日常操作。

⑦突发事件的处理知识及相关流程。

2）培训方法

①根据文化程度和工作特点确定培训方法。

②以现场教学为主，并进行理论辅导。

③现场演示和灭菌检测效果案例分析，质量点评。

④围绕工作中的难点问题，定期开展相关讨论会议。

⑤质检员参加相关学术会议

（4）发放岗位

1）培训内容

①无菌物品存放区的岗位职责，技术规范及工作流程。

②手卫生要求及方法。

③无菌物品存放区的管理要求及物品的分类、清点、发放。

④无菌物品存放区各类数据记录方法，计算机在消毒供应中心的应用及日常操作。

⑤突发事件的处理知识及相关流程。

2）培训方法

①定期开展科室会议，学习监测技术，无菌物品保存等相关知识。

②理论学习结合案例分析，数据报告分析。

③组长或骨干参加学术会或学习班。

（5）下收下送岗位

1）培训内容

①物品运送岗位职责，技术规范及工作流程。

②手卫生要求及方法。

③掌握物品回收，发放的要求。

④掌握运送工具的使用方法及清洗方法。

2）培训方法

①根据文化水平层次，确定培训内容和方法。

②岗位示范教学，定期进行业务学习，一对一带教。

③培训专业的基础知识，培训方法要循序渐进。

5. 培训计划

（1）消毒供应中心新入科护士培训

1）培训目标

①通过消毒供应中心专科实践和培训，达到消毒供应中心基本工作要求。

②掌握工作制度、工作流程、基本应急能力及公共培训内容。

③掌握消毒供应中心功能、基本专业理论和操作技能。

④培养爱岗敬业、团队协作的精神。

2）培训方式及内容

周期	培训目标	培训方法	培训效果
入科当天	了解区域划分及基本工作流程； 介绍科室规章制度及安全教育	介绍	了解
第1～4周	掌握去污区职业安全防护和基本工作流程，污染物品接收、清洗流程，清洗设备操作流程； 了解消毒供应中心设备配置及使用要求	介绍 讲解 小讲课	掌握
第5～8周	掌握检查包装区基本工作流程，检查包装区各种表格的填写	专人带教 操作演示	掌握
第9～10周	掌握敷料包装的岗位职责及工作流程	专人带教 操作演示	掌握
第11周	掌握无菌存放区基本工作流程，各种设备的使用和维护	操作演示 同班次工作	掌握
第12周	了解物品收送职责及工作流程	操作演示 同班次工作	了解

培训考核：培训结束后按培训内容进行考核，考核结果合格后可独立上岗，考核结果存档

（2）护士培训计划

1）培训目标

①通过消毒供应中心专科实践和培训，达到消毒供应中心护士水平。

②掌握消毒供应中心功能、基础的专业理论和操作技能。

③培训爱岗敬业、团结协作的精神。

2）培训方式

项目	培训目标	培训方法	培训效果
一、基础知识	在新入科人员掌握的理论知识基础上，掌握消毒供应中心相关理论知识	小讲课 自修	掌握
二、岗位技能	在区域组长带领下完成去污区和检查包装区工作 掌握各种仪器设备的操作规程，能够正确使用	小讲课 同班次工作	掌握
三、管理能力	掌握清洗消毒机、干燥柜、超声波清洗机、封口机等常用设备的维护与保养	小讲课	掌握
四、培训能力	能够指导新入职人员熟悉环境和完成基本操作	操作演示	完成
五、基本专业素质教育	了解国内法律法规，适应社会形势 提升沟通技巧，创造良好工作环境 增强团队意识，争得集体荣誉	小讲课 专家讲座	知晓

项目	培训目标	培训方法	培训效果
六、专项知识和技能培训	了解国内外消毒供应中心发展及现状,获取最新的专项知识及技能	小讲课	知晓

（3）护师培训计划

1）培训目标

①通过消毒供应中心专科实践和培训，达到消毒供应中心护师水平。

②培训重点是专科理论水平的提高和新技术、新业务的掌握。

③熟练掌握消毒供应中心基础的专业理论和操作技能。

④具有一定的临床教学、管理和科研综合能力。

项目	培训目标	培训方法	培训效果
一、基础知识	掌握消毒供应中心相关理论知识	小讲课	掌握
二、岗位技能	独立良好完成检查包装组器械敷料包装工作 能够简单识别并排除各种仪器常见故障 熟知各项监测技术	小讲课 专家讲座	掌握
三、管理能力	担任区域组长,管理本区域工作 能够对新入科人员及实习生的操作进行指导并监控 能够在遇突发事件时采取应急措施并及时上报	小讲课	完成
四、培训能力	能够独立完成教学查房 能够担任实习生、进修生的操作示范工作	小讲课 专家讲座	完成
五、基本专业素质教育	了解国内法律法规,适应社会形势 提升沟通技巧,创造良好工作环境 增强团队意识,争得集体荣誉	小讲课 专家讲座	知晓
六、专项知识和技能培训	了解国内外消毒供应中心发展及现状,获取最新的专项知识及技能	短期培训班	知晓

（4）主管护师培训计划

1）培训目标

①培训重点是开展消毒供应中心新技术、新业务。

②能指导下级护士进行消毒供应中心专业理论和基本业务操作技能培训。

③承担临床教学和科研工作。

④协助护士长做好消毒供应中心的各项管理工作和质量控制。

2）培训方式

项目	培训目标	培训方法	培训效果
一、基础知识	除掌握消毒供应中心相关理论知识外,了解相关学科的知识	小讲课	了解并掌握
二、岗位技能	掌握各岗位技能操作的操作规程及质量标准并能够根据实际工作提出改进意见 对清洗消毒器、制水设备、封口机、灭菌器等技术参数的检查和确认	小讲课 专家讲座	掌握
三、管理能力	能够对低年资护士的操作进行指导 能够胜任科室质检员、质控组成员及库管人员工作 具有高度责任心,协助护士长处理日常事务	小讲课	完成
四、培训能力	能够担任小讲课讲师 能够主持教学查房和专题讲座 能够制定教学计划和培训计划,并负责实施与考核	小讲课 专家讲座	完成
五、基本专业素质教育	了解国内法律法规,适应社会形势 熟练应用计算机操作系统	小讲课 专家讲座	完成
六、专项知识和技能培训	了解国内外消毒供应中心发展及现状,获取最新的专项知识及技能,并能及时对科室人员进行培训	短期培训班	完成

（5）消毒员培训计划

1）培训目标

①培训重点是掌握压力蒸汽灭菌器的正确操作。

②通过培训取得压力容器操作上岗证。

③能正确装载待灭菌物品、卸载已灭菌物品。

④掌握压力蒸汽灭菌的各项参数正确选择，并正确判断灭菌过程参数。

⑤掌握各类医疗用品的灭菌发放。

⑥掌握灭菌效果的监测方法。

⑦掌握灭菌器的日常维护和保养。

⑧掌握灭菌后无菌物品的质量判断标准。

2）培训方式：通过定期、不定期讲解、操作示范、督导、院内讲座、科内讲座、省或市级质量技术监督局消毒员上岗证培训等方式。

3）培训内容

①消毒员工作职责、操作规范、规章制度、工作流程、质量标准。

②灭菌物品装载原则：金属类、敷料类、容器类、纸塑包装袋的装载原则。

③灭菌过程效果监测：物理、化学、生物监测，B-D试验的结果判断。

④各类医疗器材的灭菌方法选择。

⑤灭菌器的日常维护与保养。

⑥灭菌后物品的处理；灭菌效果核对；灭菌物品放置；湿包的处理；相关文件记录。

（6）技术工人培训计划

1）培训目标

①掌握基本消毒隔离规范，手卫生知识等。

②掌握消毒供应中心清洁卫生的重要性，遵循医院感染控制原则。

③掌握一般职业防护措施和职业暴露的预防。

④掌握物品的收送工作流程，符合回收与配送的标准。

2）培训方式：讲解、一对一的操作示范、督导、检查。

3）培训内容

①消毒供应中心布局划分和各工作区功能。

②消毒供应中心各工作区清洁卫生要求，六步洗手法，感染控制措施。

③回收车和清洁车的使用、清洗、消毒的方法。

④化学消毒液的配制方法。

（三）消毒供应中心人力资源激励

1. **人力资源激励概述** 通过各种有效的激励手段，激发人们的需要、动机、欲望，形成某一特定目标，并在追求这一目标过程中保持高昂的情绪和持续的积极状态，最大限度地发挥潜力，以达到预期目标的手段。

2. **人力资源激励作用** 运用现代的科学方法对人力进行合理的组织、培训、调配等工作，使人力、物力经常保持在最佳的比例，同时对人的思想、心理和行为进行指导、控制和监督，充分发挥人的主观能动性，以实现组织目标。

3. **人力资源激励方法** 激励包括薪酬激励、权限激励、目标激励、情感激励、荣誉激励、榜样激励、挫折激励等。

4. **消毒供应中心人力资源激励** 医院消毒供应中心通过绩效考核可以评价人员配置和培训效果，对员工进行奖惩激励，为人事决策提供依据。根据不同岗位在知识、技能、能力、业绩等方面的要求，系统提供多种考核方法、标准，对员工的工作态度、工作结果等进行定性和定量的考评，确保员工接受合适的培训并可提供高质量的服务。充分调动工作人员工作积极性和主观能动性，提高临床满意度。

思考题

1. 建立规章制度的基本要求、思路与方法。
2. 消毒供应中心的规章制度主要分为几类？各类分别包括哪些规章制度？
3. 各工作区域的消毒隔离制度有什么要求？
4. 质量管理制度的主要内容包括哪些？
5. 学习应用上述的一项规章制度，说明其在消毒供应中心的作用。

（刘爱华　刘凤芹　余正香　贾士金　李冬青　张瑾）

第四章

绩效管理

学习目的

通过本章学习，掌握绩效管理与绩效考核的应用，以及相关理论、绩效管理方法的应用。

学习要点

1. 了解绩效管理、绩效考核的定义，了解两者之间的联系及异同点。
2. 熟悉绩效考核的实施目的及方法。
3. 掌握消毒供应中心绩效考核管理过程及实施步骤。
4. 掌握消毒供应中心绩效考核的具体实施方法。

本章概述

本章节主要讲述了绩效管理、绩效考核相关定义，两者之间的区别与联系；介绍了绩效管理的意义及实施方法；阐述了消毒供应中心绩效管理的过程与关键环节，提供了消毒供应中心绩效考核的具体操作方法。

第一节 绩效管理的概述

法国农业工程师林格曼（Max Ringelmann）在拉绳实验中观察发现，一个人单独拉绳的拉力为 63kg，3 个人拉绳时每人的平均拉力为 53kg，8 个人拉绳时每个人的平均拉力为 31kg。"拉绳实验"出现 1+1<2 的情况，说明人人都有与生俱来的惰性，单枪匹马的操作，就竭尽全力，到了一个集体，则把任务悄然分解，扩散到其他人身上。

这是集体工作时存在的一个普遍特征，可以说这是个"社会浪费"。随着组织规模的增大，个体在完成组织任务时的努力减少，这就是社会懒惰现象。为了避免或尽力减少此种现象的产生，使团队中的每个人充分尽职尽责、发挥潜能，从而提高个人与组织的效能，绩效管理便应运而生。绩效是什么？对绩效进行考核的价值何在？如何实施绩效考核，如何做好绩效管理，是一个永远的话题。

定义

（一）绩效

从管理学的角度，是组织期望的结果，是组织为实现其目标而展现在不同层面上的有效输出，它包括个人绩效和组织绩效两个方面。从经济学的角度，绩效与薪酬是员工和组织之间的对等承诺关系，绩效是员工对组织的承诺，而薪酬是组织对员工所作出的承诺。从社会学的角度，意味着每一个社会成员按照社会分工所确定的角色所承担的那份职责。

目前对绩效的界定主要有三种观点：第一种观点绩效是结果，第二种观点认为绩效是行为，第三种观点强调员工潜能与绩效的关系，注重员工素质，关注未来发展。在实际应用中，对于绩效概念的理解，可分为以下几种：绩效就是完成工作任务，绩效就是工作结果或产出，绩效就是行为，绩效就是结果与行为的统一体，绩效 = 做了什么（实际收益）+能做什么（预期收益）。

绩效是经过考评的工作行为、表现及其结果。对组织而言，绩效就是任务在数量、质量及效率等方面完成情况；对员工而言，绩效就是上级和同事对自己工作的评价。

绩效是一个组织或个人在一定时期内的投入产出情况，投入指的是人力、物力、时间等物质资源，或个人的情感、情绪等精神资源，产出指的是工作任务在数量、质量及效率方面的完成情况。由此衍生出了绩效考核、绩效管理的概念。

（二）绩效考核

绩效会因时间、空间、工作任务、工作环境等相关因素的变化而不同，从而呈现出明显的多样化、多维性与动态性，这就决定了对绩效的考核必须是多角度、多方位和多层次的，我们可以从以下三个角度理解绩效考核：

1. 绩效考核是从企业经营目标出发，对员工工作进行考核，并使考核结果与其他人力资源管理职能相结合，推动企业经营目标的实现。

2. 绩效考核是人力资源管理系统的组成部分，它运用一套系统的和一贯的制度性规范、程序和方法进行考核。

3. 绩效考核是组织成员在日常工作所表现的能力、态度和业绩，进行以事实为依据的评价。

归纳起来，绩效考核是指考核主体对照工作目标和绩效标准，采用科学的考核方式，评定员工的工作任务完成情况、员工的工作职责履行程度和员工的发展情况，并且将评定结果反馈给员工的过程。常见绩效考核方法包括 BSC、KPI 及 360 度考核等。绩效考核是一项系统工程。绩效考核是绩效管理过程中的一种手段。

（三）绩效管理

绩效管理是指各级管理者和员工为了达到组织目标共同参与的绩效计划制订、绩效辅导沟通、绩效考核评价、绩效结果应用、绩效目标提升的持续循环过程，绩效管理的目的是持续提升个人、部门和组织的绩效。

绩效管理不应简单地被认为仅仅是一个测量和评估的过程，而应该是管理者和员工之间创造相互理解的途径。在绩效管理的过程中，员工和管理者应该明白，组织要求的工作任务是什么，这项工作应该怎么完成、到什么程度才能算完成，绩效管理系统应该鼓励员工提高他们的绩效，促进他们进行自我激励，并通过管理者和员工之间开放式的沟通加强彼此的关系。这也是绩效管理与绩效考核的主要区别之一。

绩效管理概念是在拓宽了绩效的内涵并总结绩效评估不足的基础上提出来的，随着人力资源管理理论和实践的发展，绩效管理逐渐被理解成为一个人力资源管理过程。

绩效管理是对组织和员工的行为进行管理的一个系统，是一系列充分发挥每个员工的潜力、提高其绩效，并通过将员工的个人目标与组织战略相结合提高组织绩效的一个过程。绩效管理是过程管理，它注重持续的沟通。

绩效管理是一种提高组织员工的绩效和开发团队、个人的潜能，使组织不断获得成功的管理思想和具有战略意义的、整合的管理方法。

绩效管理是事前计划、事中管理和事后考核所形成的三位一体的系统。

由此可见，绩效考核只是完整的绩效管理过程中的一个环节，不能以绩效考核来代替绩效管理。

1. **绩效考核与绩效管理的联系**　对待绩效考核，我们不能简单地把它等同于绩效管理，二者既有联系又有区别。绩效考核仅仅是绩效管理这根管理链条上的一个环节，与其他四部分共同组成一个整体。盲目地把绩效考核当作绩效管理，不但使绩效考核的作用大打折扣，而且也会使员工对绩效管理产生抵触情绪，无法体现绩效管理的价值。

绩效管理是一个完整的过程，它侧重于信息沟通与绩效提高，强调事先沟通与承诺。而绩效考核则是管理过程中的局部环节与手段，侧重于判断和评估，强调事后的评价。

绩效管理与绩效考核虽然只有两字之差，但是涵盖的内容、折射的思想理念等很多方面都存在差别。如果不能正确认识两者的关系，绩效管理的价值无法得到体现，企业也不能通过绩效管理来提高员工绩效、进而提升企业的竞争优势。

（1）**绩效管理始于绩效考核**：绩效考核有着悠久的历史，在中国，绩效考核的历史可以追溯到三皇五帝时期。《尚书·尧典》里有"纳于大麓，暴风骤雨弗迷"，就是指尧将帝位让给舜之前，对其进行了绩效考核。可见，绩效考核很早就在实践中受到统治者或管理者的重视。在西方工业领域，罗伯特·欧文斯最先于19世纪初将绩效考核引入苏格兰。美国军方于1813年开始采用绩效考核，美国联邦政府则于1842年开始对政府公务员进行绩效考核。随着经济的发展、管理水平的进步，越来越多的管理者和研究者意识到绩效考核的局限与不足。Spangengerg（1992）认为传统的绩效评估是一个相对独立的系统，通常与组织中的其他背景因素相脱离，如组织目标和战略、组织文化、管理者的承诺和支持等。Nickols在1997年发表了一篇题为《不要设计你们公司的绩效评估体系，去掉它！》的文章。不久Tom Coen和Mary Jenkins写了《废止绩效评估：为什么会发生，用什么代替？》，文中给出许多废止绩效评估，而进行绩效管理的公司实例。使用一种更加科学的方法代替绩效考核成为必然。在这样的背景环境下，绩效管理应运而生，有关绩效管理的学术文章相继出现在各种期刊杂志上。

（2）**绩效管理是对绩效考核的改进与发展**：与绩效考核相比，绩效管理是一个系统，具备管理的五项基本职能，只是在这里被细化成以下几个部分，具体包括：绩效计划、绩效实施、绩效考核、绩效反馈与面谈以及绩效结果的应用。

绩效计划是绩效管理的起点，绩效管理成功与否在很大程度上取决于绩效计划制订的及时性与合理性。在制订绩效计划过程中，管理者与员工根据企业的战略经营计划、本部门目标、员工所在岗位的职责共同分析、探讨员工本年度的工作任务、应达到的程度、衡量的标准以及工作完成的时限，达成共识并签订绩效合约。绩效计划不仅使员工清楚地知道工作的努力方向，而且也将成为绩效考核的指标。

一份好的绩效计划并不代表将来能够形成好的工作绩效。管理者需要对员工绩效进行管理，保证员工沿着计划前进。因此绩效实施也是绩效管理中占用时间最长的一个环节，因为不仅绩效计划能否落实和完成要依赖它，同时它也为绩效考核提供重要的依据。双方都应在此阶段给予充分关注。绩效计划顺利进行的有效手段是绩效沟通，即在计划实施的过程中，管理者与员工既要解决员工在完成指标过程中遇到的问题，同时对由于客观环境或条件的变化导致的异常指标进行合理的调节和完善。

绩效考核工作在整个绩效管理流程中占据较为重要的位置，前期的铺垫在这一环节得到结果性的呈现。双方依据绩效合约、在工作中的实际表现对考核期内的员工进行结果考核和工作行为评估。绩效考核讲求用数据和事实说话，因此管理者需要在平时做好证据的收集工作。

绩效管理的过程并不是为绩效考核打出一个分数就结束了，管理者还需要与员工进行一次甚至多次面对面的交谈。通过绩效反馈面谈，双方可实现以下目的：第一，对被考核者的表现达成一致的看法，使员工认识到自己的优点，并指出有待改进的缺点和不足；第二，制订绩效改进计划；第三，协商下一个绩效期间的目标与绩效考核标准。最后，将绩效考核结果做如下应用：薪酬的调整与分配；员工的培训与开发；员工职位的变动；为其他过程提供反馈信息，如人力资源规划、工作分析等。

2. **绩效管理与绩效考核的区别**

（1）**对人性的假设不同**：在管理过程中，管理者做出决策、采取何种方式或手段必然受到其管理思想的束缚。而不同的管理思想有赖于管理者或管理思想家对人性的不同假设。绩效考核的人性观是把人看作经济人，人的主要动机是经济的，即在成本一定的情况下追求个人利益的最大化或在利益一定的情况下追求个人成本的最小化。这种人性观认为员工在没人监督的情况下会尽量少做工作或降低工作质量，而督促员工为企业做贡献的办法就是利用考核，通过考核这个"鞭策"之鞭提高员工的工作绩效。现代的人力资源管理崇尚"以人为本"的管理思想。所谓"以人为本"就是把人当成人，而不是当成任何形式的工具或手段，人是世间的最高价值，人本身就是目的。作为人力资源管理的一个环节，绩效管理恰恰体现了这种思想。人不再是简单地被控制，更多的是信任、授权和被激励。

（2）**管理的宽度不同**：所谓管理宽度，是指管理环节的个数，用以评价管理程序上的完整性。如上面所谈，绩效管理是一个严密的管理体系，由五个环节组成，即管理宽度等于5。同时，绩效管理又处在人力资源管理这根链条上，它与工作分析、人力资源规划、招聘与安置、薪酬与福利、培训开发等环节共同构成人力资源管理内容。对绩效管理整个体系来讲，绩效考核仅仅是冰山一角。要使得绩效考核变得真正有效，任何一个环节都不应忽视。它与其他的四个环节共同组成一个完整的管理链条。

（3）**管理的目的不同**：由于绩效考核是绩效管理中连接绩效实施和绩效反馈与面谈的环节，因此，它从绩效实施过程中获得员工实际绩效的证据与事实，同时，绩效考核的结果成为绩效反馈与面谈的主题。显而易见，绩效考核的目的是从其作为绩效管理环节这一角度出发的，即是对照既定的标准、应用适当的方法来评定员工的绩效水平、判断员工的绩效等级，从而使绩效反馈与面谈有针对性。与绩效考核相比，绩效管理的目的是从其作为人力资源管理环节的角度而谈的，它服务于其他环节，从而提升人力资源管理水平。绩效管理的目的主要体现在以下几个方面：为人员的内部供给计划提供较为详尽的信息；为更有效的职位分析提供依据；为员工薪酬调整提供信息；为制定员工培训与开发计划提供依据，并在此基础上帮助员工制定个人职业生涯发展规划，从而实现企业与员工的双赢。

（4）**管理者扮演的角色不同**：在绩效考核环节，管理者的角色是裁判员；在绩效管理过程中，管理者的身份是多重的，即辅导员＋记录员＋裁判员。绩效考核是对员工一段时间内绩效的总结，管理者需要综合各个方面给员工的绩效表现做出评价，公平、公正是至关重要的。因此管理者更像裁判员，根据事实客观公正地评价员工的绩效水平。在绩效管理中，管理者除了是裁判员，也是辅导员和记录员。绩效目标制定以后，管理者要做一名辅导员，与员工保持及时、真诚的沟通，持续不断地辅导员工业绩的提升，从而帮助员工实现绩效目标。另外，要想做名合格的裁判员，管理者要先扮演好记录员的角色，记录下有关员工绩效表现的细节，形成绩效管理的文档，以作为绩效考核的依据，确保绩效考核有理有据，公平公正。

绩效管理是一个完整的系统，绩效考核只是这个系统中的一部分。

绩效管理是一个过程，注重过程的管理；而绩效考核是一个阶段性的总结。

绩效管理具有前瞻性，能帮助企业前瞻性地看待问题，有效规划企业和员工的未来发展；而绩效考核则是回顾过去一个阶段的成果，不具备前瞻性。

绩效管理有完善的计划、监督和控制的手段和方法，而绩效考核只是提取绩效信息的一个手段。

绩效管理注重能力的培养，而绩效考核则注重成绩的大小。

绩效管理能建立经理与员工之间绩效合作伙伴的关系；而绩效考核则使经理与员工站到了对立的两面，距离越来越远，甚至会制造紧张的气氛和关系。

第二节　绩效目标及分解

1954 年，彼得德鲁克在《管理实践》一书中首先使用了"目标管理"的概念。目标管理乃是一种程序或过程，它是组织中的上级和下级一起协商，根据组织的使命确定一定时期内组织的总目标，由此决定上、下级的责任和分目标，并把这些目标作为组织绩效考核和考核每个部门与个人绩效产出对组织贡献的标准。

目标管理是一种科学的管理方法，这种管理方法通过确定目标、制定措施、分解目标、落实措施、安排进度、组织实施、考核等组织自我控制手段来达到管理目的。目标管理的主要特点是十分注意从目标出发，调动各方面的积极性，使每个人成为管理的主动者。

目标 1：持续提升企业的管理水平和管理能力。

目标 2：不断提高企业与员工的业绩目标导向。

目标 3：员工明确传达企业绩效管理价值观。

目标 4：将绩效考核作为业绩提升的有效手段。

目标 5：最终实现企业与员工价值上的双赢。

一、绩效管理实施目的

为什么管理绩效？为什么越来越多的单位要建立绩效管理系统？绩效管理的重要作用

是什么？对绩效进行管理是必需的吗？要回到这些问题，我们可以从理解绩效管理的重要作用中寻找答案。

（一）绩效管理可以有效弥补绩效考核的不足

实践证明，提高绩效的有效途径是进行绩效管理。绩效管理可以帮助组织实现绩效的持续发展，促使员工开发自身的潜能，提高他们的工作满意感；增强团队的凝聚力，改善团队绩效；通过不断的工作沟通和交流，发展员工与管理者之间建设性的、开放性的关系；给员工提供表达自己工作愿望和期望的机会。

（二）绩效管理可以有效地促进质量管理

组织绩效可以表现为质量和数量两个方面。近年来，质量已经成为组织绩效的重要方面，质量管理已经成为人们关注的热点。凯瑟琳·吉恩（Kathleen Guin）指出："实际上，绩效管理过程可以加强全面质量管理（total quality management，TQM）。因为绩效管理可以给管理者提供 TQM 的技能和工具，使管理者看作组织文化的重要组成部分。"可以说，一个设计科学的绩效管理本身就是一个追求"质量"的过程。

（三）绩效管理有助于适应组织结构调整和变化

多数结构调整都是对社会经济状况的一种反应，其表现形式各种各样，如减少管理层次（delayering）、降低规模（downsizing）、适应性（flexibility）、团队工作（team-working）、高绩效工作系统（high performance work systems）、战略性业务组织（strategic business units）、授权（empowering）等。组织结构调整后，管理思想和风格也要相应地改变，如给员工更多的自主权、参与管理的机会及更多的支持和指导等。所有这一切都必须通过建立绩效管理系统才能得以实现。

（四）绩效管理能够有效地避免管理人员与员工之间的冲突

当员工认识到绩效管理是一种帮助而不是责备的过程时，他们会更加积极合作和坦诚相处。有关绩效的谈论不应仅仅局限于管理者评判员工，还应该鼓励员工自我评价及相互交流双方对绩效的看法等。管理者的角色是通过观察发现问题，帮助员工评价，改进自己的工作，共同找出解决问题的对策。

（五）绩效管理可以节约管理者的时间成本

绩效管理可以使员工明确自己的工作任务和工作目标。交给员工必要的知识，帮助他们进行合理的自我决策，减少员工之间因职责不明而产生的误解；帮助员工找到错误和低效率的原因；减少错误和差错（包括重复犯错误的问题）；找出成功路上的障碍，以免日后付出更大的代价。这样，领导就不必介入正在从事的各项事务中进行过细管理，从而节省时间去做自己应该做的事。

（六）绩效管理可以促进员工的发展

通过绩效管理，员工对自己的工作目标确定了效价，也了解了自己取得一定的绩效后会得到什么样的奖酬，他就会努力提高自己的期望值，如学习新知识、新技能，以提高自已胜任工作的能力，取得理想的绩效，使个人得到进步。从这一点出发，我们也可以这样认为，绩效管理是一种为促进员工发展而进行的人力资本投资。

综上所述，绩效管理是现代管理体系中不可缺少的一环。绩效管理是实现组织战略目标、培养核心竞争力的重要手段。如果绩效管理运用得当，对每个人，包括员工、各级管理人员和单位都会有明显的帮助。尽管绩效管理不能直接解决所有的问题，但它为处理好其中大部分管理问题提供了一个工具。

二、绩效管理实施方法

绩效管理是一个循环的、动态的系统，绩效管理系统所包括的几个环节紧密联系、环环相扣，任何一环的脱节都将导致绩效管理的失败。所以，在绩效管理过程中，应重视每个环节的工作，并将各个环节有效整合在一起。

绩效管理的实施是一个循环，这个循环可以分为五步，即绩效计划与指标体系构建、绩效管理的过程控制、绩效考核与评估、绩效反馈与面谈、绩效考核结果的应用。

（一）绩效计划与指标体系构建

绩效计划作为绩效管理流程的第一个环节，它是绩效管理实施的关键和基础所在。绩效计划制定得科学合理与否，直接影响着绩效管理整体的绩效实施效果。在这个阶段，管理者和员工的共同投入与参与是进行绩效管理的基础。

有了明确的绩效计划之后，便要根据计划来构建指标体系。指标体系的构建可以使员工了解单位目前经营的重点，为员工日后工作提供指引。指标体系包括绩效指标与之相对应的标准。绩效指标是指单位与工作产出进行衡量或评估的那些方面，而绩效标准是指在各个指标上应该达到什么样的水平。

（二）绩效管理的控制过程

制订了绩效计划，构建了指标体系之后，被评估者就开始按照计划开展工作。绩效管理不仅关注最终任务完成情况、目标完成情况、结果或产出，同时还要关注绩效形成的过程。绩效形成过程中，管理者要对被评估者的工作进行指导和监督，对发现的问题及时予以解决，并随时根据实际情况对绩效计划进行调整。

在整个绩效期间，管理者都需要不断对员工进行指导和反馈，即进行持续的绩效沟通。这种沟通是一个双方追踪进展情况、找到影响绩效的障碍及得到使双方成功所需信息的过程。

（三）绩效考核与评估

工作绩效考核可以根据情况和实际需要进行月考核、季考核、半年考核和年度考核。工作绩效考核是一个事先确定的工作目标及其衡量标准，考察员工实际完成的绩效情况的过程。绩效考核包括工作结果考核和工作行为评估两个方面。其中，工作结果考核是对考核期内员工工作目标实现程度的测量和评价；而工作行为考核则是针对员工在绩效周期内表现出来的具体的行为态度进行评估。同时，在绩效实施过程中，所收集到能够说明被评估者绩效表现的数据和事实，可以作为判断被评估者是否达到关键绩效指标要求的依据。

（四）绩效反馈与面谈

绩效管理的过程并不是为绩效考核打出一个分数就结束了，主管人员还需要与员工进行一次甚至是多次面对面的交谈。通过绩效反馈面谈，使员工了解管理者对自己的期望、了解自己的绩效、认识自己有待改进的方面；并且员工也可以提出自己在完成绩效目标中遇到的困难，请求上级的指导。

（五）绩效考核结果的应用

绩效完成以后，不可以将评估结果束之高阁、置之不理，而是要将其与相应的其他管理环节相衔接。这种衔接主要有以下几个管理接口。

1. **制订绩效改进计划**　绩效改进是绩效管理的一个重要环节。绩效考核结果反馈给员工后，有利于员工认识自己的工作成效，发现自己工作过程中的不足之处。绩效沟通给员工带来的这种信息会使可能一直不能正确认识自己的员工真正认识到自己的缺点和优势，从而积极主动地改进工作。所以，绩效改进工作的成功与否，是绩效管理过程是否发挥作用的关键。

2. **组织培训**　组织培训是根据绩效考核的结果分析对员工进行量身定制的培训。对于难以靠自学或规范自身行为态度就能改进绩效的员工来说，可能真的在知识、技能或能力方面出现了"瓶颈"，因此企业必须及时认识到这种需求，有针对性安排一些培训项目，组织员工参加培训或再教育，及时弥补员工能力的欠缺。这样带来的结果是既满足了完成工作任务的需要，又可以使员工享受免费学习的机会，对单位、员工都是有利的。而培训和再教育也越来越成为单位为员工提供的福利。

3. **薪酬资金的分配**　单位除了有基本工资外，一般都有绩效工资。绩效工资与员工的业绩相挂钩的。这种工资形式被形容为"个人奖励与业绩相关系统"，建立在使用各种投入或产出指标来对个体进行某种形式的评估或评价。一般来说，绩效评价越高，所得工资越多。这其实是对员工追求高业绩的一种鼓励与肯定。

4. **职务调整**　经过多次绩效考核后，员工的业绩始终不见有所改善。究其原因，如果确实是员工本身能力不足，不能胜任工作，管理者则考虑为其调整工作岗位；如果是员工本身态度不端正的问题，经过多次提醒与警告都无济于事，管理者则会考虑将其解雇。这种职务调整在很大程度上是以绩效考核结果为依据的。

5. **员工职业发展开发**　根据绩效评价的结果，针对员工在培养和发展方面的特定需要，制订培训开发计划，以便最大限度地发展他们的优点，使他们的缺点最小化。比如：可以提高培训效率，降低培训成本；在实现组织目标的同时，帮助员工发展和执行他们的职业生涯规划。

6. **人力资源规划**　为组织提供总体人力资源质量优劣程度的确切情况，获得所有人员晋升和发展潜力的数据，以便为组织的未来发展制定人力资源规划。

7. 正确处理内部员工关系 坦率公平的绩效评价可以为员工在提薪、奖励、晋升、降级、调动、辞退等重要人力资源管理环节提供公平客观的数据，减少人为的不确定因素对管理的影响，进而保持组织内部员工的相互关系于可靠的基础之上。

第三节　消毒供应中心的绩效管理的过程和关键环节

消毒供应中心绩效管理的过程和关键环节也就是绩效管理的基本流程，其绩效体系的实施也需要经历 PDCA（计划—实施—评价—反馈）这个完整的流程。开展绩效管理应分为五个阶段：准备阶段、实施阶段、考评阶段、总结阶段、应用开发阶段。

一、准备阶段

准备阶段即绩效计划是绩效考核实施制订计划的过程，管理者需将考核周期内员工工作目标、工作内容、工作完成具体要求等做出明确说明并与员工达成一致意见，为绩效管理系统运行提供各种前期的保证。开展绩效管理工作最重要的是需要每个工作人员明确其意义和目的，积极参与绩效管理全过程，认可绩效考评方法，确定各级考评要素（指标）和体系，达到绩效管理运行程序的要求。

1. 建立消毒供应中心的绩效考评指标和体系，按照工作区域以工作说明书和质量评价指标为依据确定绩效标准。分别为去污区、检查包装、灭菌区和无菌物品存放区，建立岗位的工作说明书和操作规程。操作规程内容包括操作指引、质量要求、日常维护和故障处理等。对工作实际效果定期进行考评，并记录。

2. 制定绩效考评标准，以工作岗位的基本要求为依据，绩效评价标准一般包括两类基本内容：

（1）工作职责、工作的质和量以及一些相关指标。

（2）明确被评价者有具体的工作要求。由于各项评价指标对工作的影响存在一定程度上的差异，因此，应给予每项岗位的各项评价指标以不同的权重系数，反映各个工作要素的相关重要程度。一般将考核项目分为 7 项：专业资历占 10%，学习能力占 10%，业务能力占 25%，工作业绩占 25%，专业创新能力占 10%，医德医风占 10%，荣誉称号占 10%，具体内容可视各单位情况而定。

二、实施阶段

绩效考核目的不是处罚或难为员工，而是不断提升员工工作绩效从而提升医院总体绩效，这就要求管理者在整个绩效考核周期中需要持续与员工进行绩效沟通，及时发现员工在工作中出现的问题，通过不断指导来帮助员工改进工作，解决问题。制定绩效考核规则，确定考核的对象、考核比例、考核时间、考核标准分值，然后制定考核，目标、标准，每月、每年定期进行。应用绩效考核对全体人员的工作绩效进行全面的考核，按照护理层级逐级进行，并与本人的薪酬绩效挂钩，纳入医院绩效管理体系。评价内容及方法必须具备可信度。评价方法、条件的可信度是指绩效评价结果的可靠性；效度是指评价所达到所期望的程度。虽然在消毒供应中心各工作区域受每个工作程序的目的、条件、实际情况等因素影响，需采用不同的评价方法，但仍应注重符合保证绩效评估有效性的基本要求，体现消毒供应中心管理目标和评价目的，对工作人员的工作起到积极正面引导作用和激励作用。使用的评价方法能较客观真实地评价护理人员的工作，简单有效，易于操作。下面分别介绍目前运用的几种绩效评价方法。

（一）相对比较法

1. **序列比较法** 序列比较法是按照员工工作成绩的好坏进行排序考核的一种方法。在考核之前，首先要确定考核的模块，但是不确定要达到的工作标准。将相同职务的所有员工在同一考核模块中进行比较，根据他们的工作状况进行排序，工作较好地排名在前，工作较差的排名在后。最后，将每位员工几个模块的排序数字相加，就是该员工的考核结果。总数越高，绩效考核成绩越好。

2. **相对比较法** 相对比较法是对员工进行两两比较，任何两位员工都要进行一次比较。两名员工比较后，相对较好的员工记"1"，相对较差的员工记"0"。所有的员工相互比较完毕后，将每个人的得分相加，总分越高，绩效考核的成绩越好。

强制比较法是指根据被考核者的业绩，将被考核者按一定的比例分为几类（最好、较好、中等、较差、最差）进行考核的方法。

（二）绝对评价法

1. **目标管理法** 目标管理是指由管理者和下属员工共同商定具体的绩效目标，定期检查目标的完成情况，并根据目标的完成的情况确定相关联的奖励或惩罚。目标管理是属于以结果为导向的考核方式，以员工的实际产出为依据，考评重点是员工设定目标对应的工作成果。

目标管理也是通过组织的整体目标逐级分解至个人目标，最后根据被考核人完成工作目标的情况来进行考核的一种绩效考核方式。在开始工作之前，考核人和被考核人应该对需要完成的工作内容、时间期限、考核的标准达成一致。在时间期限结束时，考核人根据被考核人的工作状况及原先制定的考核标准来进行考核。

目标管理法的原则：①必须为各类人员和每个岗位规定明确目标：如果一项工作没有特定的目标，特别是没有将管理职责落实到具体人，员工不可避免地会出现"扯皮推诿"现象；②目标管理的对象包括管理者及普通员工，管理层同样不能游离于目标考核之外；③实现目标与考核标准的系统化管理；④目标激励效应：目标要强调发挥员工的创造性和积极性，每个人都要积极参与目标的制定和实施；⑤目标关联性：科室和与员工的目标都不能偏离医院管理总目标。

2. **关键绩效指标法（KPI）** 关键绩效指标法是以年度目标为依据，通过对员工工作绩效特征的分析，据此确定反映单位、部门和员工个人一定期限内综合业绩的关键性量化指标，并以此为基础进行绩效考核。建立切实可行的 KPI 体系，是做好绩效管理的关键。关键绩效指标是用于衡量工作人员工作绩效表现的量化指标，是绩效计划的重要组成部分。

3. **等级评估法** 等级评估法根据工作分析，将被考核岗位的工作内容划分为相互独立的几个模块，在每个模块中用明确的语言描述完成该模块工作需要达到的工作标准。同时，将标准分为几个等级选项，如"优、良、合格、不合格"等，考核人根据被考核人的实际工作表现，对每个模块的完成情况进行评估。总成绩便为该员工的考核成绩。

4. **平衡记分卡** 平衡记分卡从单位的财务、顾客、内部业务过程、学习和成长四个维度进行评价，并根据战略的要求给予各指标不同的权重，实现对单位的综合测评，从而使得管理者能整体把握和控制单位，最终实现单位的战略目标。

平衡记分卡的本质在与管理的平衡：内部客户和外部客户平衡，未来战略和管理现状改进的平衡，通过四个维度的平衡把科室目标同医院战略联系在一起。

这四个维度的影响是动态的、关联的：企业员工的能力和素质决定产品质量，产品质量影响业绩，同时产品质量决定顾客满意度和忠诚度，顾客满意度和忠诚度最终会影响财务状况和市场份额。企业为提高经营成果、必须使产品或服务赢得顾客的信赖，要使顾客信赖，必须提供令人满意的产品，为此改进内部管理，意义重大。

（三）描述法

1. **全视角考核法** 全视角考核（360 度考核法），即上级、同事、下属、自己和顾客对被考核者进行考核的一种考核方法。通过这种多维度的评价，综合不同评价者的意见，则可以得出一个全面、公正的评价。这种考核方式强调的是不单一通过员工上级进行考核，而要从与员工发生关系的各个方面的主体获得被考核员工的情况，综合进行考核评价。

360 度考核主要实施流程：①确定考核范围：要明确被考核员工，同时需要与被考核员工进行充分沟通，明确考核方式的价值和意义，确保员工与考核标准已经达成共识，避免考评结果受到考评个人主观因素的影响；②确定 360 度考核方式：除了员工自评外，360 度还要分别有上级领导、同事、下属员工以及客户等按各个维度进行评估，要注意考核方法的有效性，对于同事、下属员工以及客户等的评价最好采用匿名评价形式，并对评估者填写的评估报告进行保密，这样评估者在匿名的情况下才会做出更真实的评价；当然考核权要有所侧重，重点要体现直接上级的评价；③实施 360 度考核：按照多维度考核视角，统计考核结果并进行初步分析，发现明显不公平的考核要与考核者进行有效沟通，必要时需要落实相关证据；④统计评估结果：对不同维度的评价结果进行汇总；⑤考核结果反馈：向被考核员工提供反馈是一个非常重要的环节。通过来自各方的反馈可以让北考核员工更加全面地了解自己的优缺点，以及自己目前的工作与上级和相关联同事等存在的差距。

2. **重要事件法** 重要事件是指考核人在平时注意收集被考核人的"重要事件"，这里的"重要事件"是指那些会对部门的整体工作绩效产生积极或消极的重要影响的事件，对这些表现要形成书面记录，根据这些书面记录进行整理和分析，最终形成考核结果。

绩效定量管理法正是在不同的时期和不同的工作状况下，通过对数据的科学处理，及时、准确地考核，协调落实收入、能力、分配关系。

3. **简单清单法** 是指制定考核表，将工作人员标准绩效用菜单方式列举出来，并赋予分值，再将考评人员的绩效与之对照，填写考核分值。绩效评估者则根据评分项目对被考评者做出评定。这种方法是医院现行常用的年终考核方法。

4. **叙述法** 叙述法这种评价方法是评价者用简明扼要的文字说明描述护理人员业绩的评价方法。这种方法侧重于描述员工在工作中的突出行为，而不是日常业绩。其内容、形式不拘一格，没有维度、刻度，也没有数据、格式，简便易行，因此至今仍普遍使用。但是由于纯定性式的评语，难免有评估者的主观印象，因此难以做出准确评价和分析比较。

5. **加权总计清单法** 是指医院根据不同人员岗位及绩效要求的差异，将人员绩效按各种维度评分，再根据各维度绩效在总绩效中的重要性确定其权重，最后加权总计。如医院的管理人员、专业技术人员和工勤人员在考核项目中各自的权重分值不同，不同人员的绩效考核具有差异性。

（四）目标考核法

目标绩效考核是自上而下进行总目标的分解和责任落实过程，相应的，绩效考核也应服从总目标和分目标的完成。因此，作为部门和职务的 KPI 考核，也应从部门对单位整体进行支持、部门员工对部门进行的立足点出发。绩效考核区分了部门考核指标和个人考核指标，也能够从机制上确保上级能够积极关心和指导下级完成工作任务。

三、考核阶段

在消毒供应中心实行绩效考核的过程中，要在各级人员绩效评价标准的基础上，将具体工作人员或管理者的实际工作表现与所制定标准进行比较，并加以分析评估。比较时应注意的事项包括：提高绩效考评的准确性、保证绩效考评的公正性，绩效评审系统和员工申诉系统能良好运行。按照绩效考核的时间，对考核的结果进行反馈，同时再检验考评表格、考评指标、考评标准准确性及考评表格的简易程度等，不断地完善与矫正，以期达到绩效考核的目标。

四、总结阶段

总结反馈绩效结果是主管部门及消毒供应中心管理者应当履行的重要职责。其目的除了让被考评者了解自己的工作情况外，还可促进管理者与工作人员一起分析工作中存在的不足以及确定改进措施。由于考评反馈考核者必须传递表扬和建议性批评两方面的信息，这对考核者和对被考核者来说都是个考核。因为信息反馈方式不当或做法不妥，将会给员工带来消极的影响。对今后的工作极为不利。考核者的重点既强调员工工作表现中的积极方面，又必须就员工在工作中需要改进的方法进行讨论，共同制订改进计划，以提高今后的工作绩效。

1. 每月或每季度召开绩效管理总结会，通过绩效评估分析发现问题，及时反馈给有关的主管部门和员工，这样有利于保证消毒供应中心总体系统的有效运行，也有利于提高员工的素质和工作质量。

2. 管理者应汇总各方面的意见，针对绩效考核所显示的各种涉及消毒供应中心的问题，写出具体详尽的分析报告。在反复论证的基础上，对消毒供应中心绩效管理体系、管理制度、绩效考核指标和标准、考核表格等相关内容，提出调整并制订具体计划。

3. 每个考评人完成考评工作，形成考核结果的分析报告总结。

五、应用开发阶段

应用开发阶段既是绩效管理的终点，又是新绩效管理的始点，包括：

1. 考评者绩效管理能力开发。
2. 被考评者职业技能的开发。
3. 绩效管理的系统开发。
4. 组织的绩效开发。

第四节　消毒供应中心的绩效考核

医院消毒供应中心通过绩效考核可以评价人员配置和培训的效果，对员工进行奖惩激励，为人事决策提供依据，消毒供应中心应归类于医院重点科室的管理。根据不同岗位在知识、技能、能力、业绩等方面的要求，系统提供多种考核方法、标准，对员工的工作态度、工作结果等进行定性和定量的考评，确保员工接受合适的培训，并可提供高质量的服务。促进员工正确评价自我，明确自我努力和发展的方向，提高团队的凝聚力。

一、考核目的

1. 通过精细化质量管理的数据并以此为基础，实现定岗定编，明确消毒供应中心高风险、高技术的岗位与工作内容。

2. 全体工作人员能共同分享科室专业发展的成果，完善符合消毒供应中心专业发展目标的合理的薪酬体系。

3. 提高工作人员积极性，加强成本意识，从而降低消毒供应中心运行成本，提高消毒供应中心质量及运行效率，实现和谐可持续发展。

4. 转变观念，规范消毒供应中心工作人员绩效评价体系，充分调动工作人员工作积极性和主观能动性，提高临床满意度。

二、考核原则

细化、量化、标准化，公平公正，客观有效。

三、考核人员

1. 护理部各质控组。

2. 护士长及质控组护士。

四、考核方法

1. 护理部主任、科护士长不定期随机考核。

2. 医院护理管理质控委员、院感质控中心人员每月考核一次。

3. 护士长或质控组成员每月按质量管理要求进行检查，并随机抽查各环节工作执行情况，每月全面检查一次。

4. 每人建立一份档案，记录护士长每个月对护士的工作质量的考核情况，并结合各方面指标进行综合分析、评价。

五、考核内容

1. **德** 仪容仪表、服务态度、临床满意情况、投诉表扬等情况、服从岗位调配情况、团队协作情况。

2. **能** 理论操作考核成绩、业务学习培训参与情况、查房提问、综合能力（岗位职责胜任情况、有无不良事件发生等）。

3. **勤** 遵守劳动纪律情况、出勤情况。

4. **绩** 完成工作量、工作质量、消毒隔离及职业防护情况（表4-1）。

表 4-1　消毒供应中心绩效考核量化实施细则

项目	序号	量化实施细则	分值	扣分
（德20分）	1	仪容仪表符合要求。按区域要求着装和穿戴防护用品	4	着装不符合要求每次扣0.5分,去污区防护用品穿戴缺一项,每次扣0.2分
	2	文明礼貌服务,使用文明礼貌用语。服务态度满意度调查:受到护理部或临床科室表扬或批评	4	被提名表扬每次加2分,被批评每次扣2分,被投诉每次扣4分
	3	鼓励参与公益事业,积极参加志愿者活动	2	参加公益活动或志愿者活动每次奖励2分
	4	服从应急岗位调配	2	主动加班每次奖励2分,服从应急岗位调配每次奖励1分,无特殊原因不服从岗位调配每次扣2分
	5	发现差错及时提出并防止差错发生	3	发现并及时纠正别人错误每次扣1分,隐瞒差错1次扣2分
	6	具有团队精神,团结协作	3	在科室吵架每次各扣20分,在科室打架每次各扣50分
	7	参加科室及医院组织的各项活动	2	无故不参加者扣2分
（能60分）	8	护理部理论、技能考试,学分完成情况	5	护理部考试满分加10分,代表科室参加院内技能考试每次奖励10分,院内考试不及格每次扣10分,拒绝回答质控检查组提问每次扣5分,未在规定时间内完成学分扣10分
	9	积极开展护理科研,总结经验,撰写学术论文	5	发表国家级论文每篇奖励20分,省级每篇奖励10分,会议交流每篇奖励5分;未完成护理部规定论文数扣10分
	10	科内理论、技能考试	2	科内考试不及格每次扣2分,未在规定时间内完成技能考试每次扣1分
	11	科室护理查房提问	2	回答问题不完整每次扣0.5分,再次提问相同问题仍不完整每次扣2分
	12	参加科内业务学习	2	利用休息时间参加科内业务学习每次加1分,没有特殊原因请假不参与业务学习每次扣1分,不请假不参与业务学习每次扣5分,无故迟到每1分钟扣0.2分
	13	参加业务学习授课	2	主动要求授课奖励5分,参加授课奖励2分
	14	认真执行消毒供应中心工作流程及技术操作规程,设备设施正常维护保养	5	违反消毒供应中心工作流程及技术操作规程每次扣6分,未按规定进行仪器设备日常清洁维护每次扣1分,仪器表面不清洁,仪器线路凌乱无整理每次扣0.5分

项目	序号	量化实施细则	分值	扣分
（能 60 分）	15	严格执行回收、分类、清洗,消毒程序	5	清点不认真造成物品丢失每次扣2分,种类、数量不符时未及时与临床科室沟通每次扣2分,不按流程进行器械分类每次扣2分,不按流程清洗消毒每次扣5分,清洗不彻底每次扣1分
	16	按规定准确配置更换清洗剂、消毒剂、润滑剂	1	未按规定配置更换清洗剂、消毒液、润滑剂每次扣0.5分
	17	严格执行干燥、检查、包装程序	5	出现物品不干燥、品种、规格、数量、标签等其中1项错误每次扣2分,包装不规范每次扣1分
	18	严格执行灭菌操作规程	5	灭菌物品装载不合格每次扣2分,发现湿包每次扣1分,灭菌后物品未按规定位置放置每次扣1分
	19	认真按规定进行各项效果监测及观察记录(含压力蒸汽灭菌、环氧乙烷、过氧化氢等离子灭菌、封口机效果测试、清洗消毒器消毒效果测试、化学消毒效果测试)	5	未按规定进行灭菌效果监测每次扣10分,未及时观察记录每次扣2分
	20	无菌物品按要求及时上架存放、准确发放	5	未及时整理无菌物品每次扣1分,摆放位置错误每次扣0.5分,查出过期无菌物品每次扣5分,发放不合格物品每次扣5分,未及时补充无菌物品每次扣5分,未及时补充无菌物品基数每次扣1分,未及时补充抢救基数造成供应不及时每次扣5分,无菌物品与非无菌物品混放每次扣5分
	21	无菌物品摆放整齐、认真核对,准确无误,发放清单签名,转运车标识清晰,下收下送及时	3	下收下送不及时每次扣2分,物品装放错误经查属实每次扣2分,转运车标志不清晰每次扣0.5分,发放清单未签名每次扣0.2分
	22	各种记录本填写规范,及时准确	2	各种记录本填写不规范每次扣1分,不及时准确每次扣0.5分
	23	认真履行质控检查职责	2	未按规定及时进行质控检查及记录每次每个成员扣1分
	24	保持工作环境整洁、物品摆放有序定位	2	车辆、仪器、物品未及时归位每次扣0.5分,岗位卫生清洁不到位每次扣0.5分,仪器故障未及时报修每次扣0.5分,发现漏水、漏气、漏电不及时报修每次扣1分
	25	执行垃圾分类处置标准	2	医疗垃圾与生活垃圾分类不正确每次扣0.2分

续表

项目	序号	量化实施细则	分值	扣分
（勤10分）	26	国家法定的节假日值班	2	国家法定的节假日值班者每天奖励1分
	27	遵守医院及科室劳动纪律	8	不按人事科规定无故迟到早退每10分钟扣1分，无故脱岗每次扣10分，上班期间去向不明每次扣2分，私自换班每次扣10分，上班期间干私活每次扣5分，未到下班时间提早进餐每次扣1分
（绩10分）	28	按时完成工作量	3	未按时完成当班工作量每次扣10分
	29	消毒隔离及职业防护情况	2	去污区未按规定穿戴防护用品缺1项每次扣0.2分，进出不同区域未按规定换鞋每次扣1分，进入无菌物品存放区未按规定洗手或手消毒每次扣1分
	30	按规定确保工作质量	2	工作质量不达标扣1分，发生差错事故每次扣20分，发生事故每次扣50分
	31	门窗、水电气及时关闭	2	不按规定及时关闭门窗、水电气每次扣1分
	32	保持科室公共场合整洁卫生	1	私人物品不按规定放置每次扣0.5分

六、奖金分配方法

每人以院平均奖为基数，每位员工基础分100分，在此基础上进行递减或递增，每分奖金系数等于每月奖金数÷100分。如：

1. 某员工某月总得分120分，其所得绩效奖金 = 每分奖金系数 ×120分。

2. 某员工某月得分90分，其所得奖金 = 每分奖金系数 ×90分。

这种考核分配方式充分体现：多劳多得，优劳优酬。

七、激励机制

1. 每季度护理部服务态度质控组满意度调查反馈被表扬奖励2分。

2. 每月统计员工得分情况，得分最高者年终考核评优并奖励20分。

3. 鼓励参与公益事业，所有护理人员参加志愿者活动每次奖励5分。

4. 护理部三基、专科、技能考试100分者奖励10分。

5. 遇到突发公共事件、停水、停电、人力资源紧缺等应急情况需加班时，主动申请加班者每次奖励2分。（根据科室工作需要加班者每次奖励2分）

第五节　消毒供应中心个体 360 度绩效考核实施实例

绩效考核关系到每个人的切身利益。因此，不论是管理者还是被管理者，都尤为关心。但因每个单位、每个部门的人员结构、岗位设置、工作量等的差异，所以不能一概而论。应在充分调研、符合医院政策、广泛征求群众意见的基础上进行。本实例所在医院人员结构复杂，工作岗位多，全年 365 天、全体 24 小时无间断、无缝隙服务。现将此医院进行绩效考核的办法阐述如下：

一、消毒供应中心员工个体绩效考核系统的设计

（一）获取对该系统的支持

一个考核系统如果没有全体人员的支持，就不能完全成功。它必须能被考核人、被考核人和医院高层所接受。如果被考核者不赞同，他们就会直接抵制和消极怠工；如果考核者认为不实用，认为它是浪费时间，是人力的纸上作业，没有真正价值，就会不恰当地填写表格；如果没有领导的支持可能根本就无法实施。因此，赢得领导的支持，寻求各直线管理者的协助，获得员工的充分理解是绩效考核成功的关键。首先根据护理部统一部署，建立科室绩效考核小组，确定职责；绩效考核小组研究制定科室绩效考核细则，全体员工讨论通过后报护理部备案。

（二）选择恰当的评估工具

必须从大量的评估方法中做出选择，一般有三个重要的因素必须予以考虑，那就是实用性、成本和工作性质。

（三）选择评定者

由于供应室岗位的复杂性，仅仅凭借一个人的观察和评价很难对员工做出全面的绩效考核，为确保考核信息来源的广泛性，我们采用了员工自评、护士长、同事、顾客等多维度评价方式进行评价。

（四）确定评估的恰当时间

根据医院绩效奖金的发放时间，包括月度绩效考核、季度绩效考核和年度绩效考核，同时设立了科室内部的岗位轮转时间为每月轮岗一次。

（五）保证绩效考核的公平性

为保证公平，每月将完成的考核上报高层管理机构（护理部）评审，护理部能够准确指出一些评估者是否比其他人更宽厚或更严厉，还能够确定是否有光环效应或趋中性错误发生。这样能够使评估者在评估的过程中做到真实；同时建立上诉系统，如果员工对给予他们的考核结果感到不满，上诉系统允许员工表达出他们关心的事，有助于得到更准确的评分。如果缺少一个上述系统为绩效考核做保障时，我们的管理权利就可能会被乱用，导致员工士气下降，争议与纠纷会不断增长，员工们会普遍感到无力、依赖和缺少权利。

二、以业绩报告为基础进行绩效考核

（一）自评法（报告法）

是利用书面的形式对自己的工作进行总结及评价的一种方法。是对自己一段工作结果的总结。每年度让员工填写一份员工自我鉴定表，对照岗位要求，回顾一年内的工作情况及列出下一年的工作打算，并列举出一年内对科室的重大贡献及几件失败的事件，找出原因，对不足之处提出有待改进的建议（表4-2）。

表4-2　某医院消毒供应中心护士年度自评量表

姓名	岗位
评价因素	评价项目
目前工作（10）	本年度你所实际担任的工作是： 在执行工作时，你曾感到的困难：
工作目标（10）	本年你的工作目标是：
目标实现（20）	本年度你的目标实现程度：
原因（10）	你的目标实现（或不能实现）的原因：
贡献（20）	你认为本年度对科室有贡献的工作是： 你做到的程度：
工作构想（10）	在你担任的工作中，你更好的构想是： 请具体说明：
其他（20）	本年度你的失败事件：

注：主动上报自身不良事件，分析原因，整改到位，每次加10分；隐瞒不良事件，玩忽职守，每次扣20分。

（二）他评法（业绩评定法）

根据所限定的因素对员工进行考评，评价选择与工作有关的因素：工作质量和工作数量，以及与个人因素有关的如依赖性、积极性、适应能力和合作精神等特征。

三、工作量评价体系

（一）班别所得点值的设立

根据消毒供应中心所设立的岗位，经绩效考核小组讨论给予相应的班点值，全员讨论通过后，上报护理部备案（表4-3）。

表 4-3 某医院消毒供应中心岗位班点值量化表

班次	点值	备注
护士长	1.1	
发放岗	1.0	
清洗岗 A	1.1	
清洗岗 B	1.15	每天完成岗位规定工作量,无差错等意外情况发生,取得分值100分,
收送岗	1.1	乘以班点值,得出当日岗位所得分值。
下送一次性物品	1.2	实行岗位轮换制:每月转岗一次。
低温岗	1.15	50 岁以上者岗位相对固定(班点值适当下调)。
包装岗 A	1.1	
包装岗 B	1.2	
夜班岗	1.5	

(二)工作质量评价体系

满分设定 100 分。

1. **顾客评价(分值 40%）** 每月发放服务顾客评价表,利用图解式的评定量表,评价内容包括衣着和仪表、自信心、可靠度、机智、态度、合作、热情、知识等方面评价并得出分值。

表 4-4 某医院消毒供应中心工作质量顾客评价量表

时间:从_____到_____

尊敬的同仁:

您好,为了提高供应室服务质量水平,为您提供满意服务,营造和谐的工作氛围,本着相互协作、系统、方便、快捷的原则,充分利用医疗资源,符合 [医院消毒供应中心管理规范] 要求的原则,请说出您的真心话。

评价项目	满意度				分值	责任人
服务态度、合作精神	满意	尚可	不满意	很不满意		
一次性物品的发送	满意	尚可	不满意	很不满意		
无菌物品的发送	满意	尚可	不满意	很不满意		
污染物品的回收	满意	尚可	不满意	很不满意		
无菌物品的质量	满意	尚可	不满意	很不满意		
护士主动向您招呼	满意	尚可	不满意	很不满意		
员工衣着仪表	满意	尚可	不满意	很不满意		
您科室最易出现的问题:						

续表

评价项目	满意度	分值	责任人
本月份发生的问题有：			
供应室需要改进的工作：			
需要共同改进的工作：			
不满意与很不满意的原因： 非常满意的原因：			

备注：满意 100 分　尚可 80 分　不满意 50 分　很不满意 0 分　非常满意加 5 分，并注明原因。

2. 护士长评价（分值 30%）　每月护士长采用因素评价法，评价内容包括出勤、能力、成绩、组织纪律等方面进行评价得出分值（表 4-5）。

表 4-5　某医院消毒供应中心工作质量护士长评价表

评价时期：从_____到_____

姓名	指标			
	出勤(30)	能力(20)	成绩(30)	组织纪律(20)

注：每项内容所加扣分值在 0～5 分，；超过 5 分注明原因

3. 员工间评价（分值 20%）　每月所有员工分别对自己和每一位员工从行为意识、质量安全、团结协作、积极主动、可靠性和适应能力等方面完成评价，得出分值。

将月度绩效分值累计为季度绩效分值，将季度绩效分值累计为年度绩效分值（表 4-6）。

表 4-6　某医院消毒供应中心工作质量员工间评价表

姓名	评价因素				
	工作量 (20 分)	工作质量 (20 分)	可靠性 (20 分)	积极性 (20 分)	适应能力、合作精神 (20 分)

备注：每项内容所加扣分值在 0～5 分，超过 5 分注明原因

4. **自我评价（分值 10%）** 满分 100 分（表 4-7）。

表 4-7 某医院消毒供应中心护士月度自评量表

姓名：	岗位：
评价因素	评价项目
目前工作(10)	本月你所实际担任的工作是： 在执行工作时，你曾感到的困难：
工作目标(10)	本月你的工作目标是：
目标实现(20)	本月度你的目标实现程度：
原因(10)	你的目标实现(或不能实现)的原因：
贡献(20)	你认为本月度对科室有贡献的工作是： 你做到的程度：
工作构想(10)	在你担任的工作中，你更好的构想是： 请具体说明：
其他(20)	本月度你的失败事件：

备注：主动上报自身不良事件，分析原因，整改到位，每次加 10 分；隐瞒不良事件，玩忽职守，每次扣 20 分。

（三）个体考核分值计算方法

个体绩效分值 =（顾客评价分值 ×40%+ 护士长评价分值 ×30%+ 员工评价分值 ×20%+ 自评分值 ×10%）+ 班点分值 + 其他奖励分值或 - 惩罚分值

思考题

1. 绩效、绩效考核、绩效管理的定义。
2. 绩效考核、绩效管理的联系与区别是什么？
3. 绩效考核的实施目的是什么？
4. 消毒供应室实施绩效管理的基本流程有哪几个？
5. 消毒供应室实施绩效考核的考核方法和考核内容有哪些？
6. 如何充分发挥消毒供应室绩效考核的作用？

（毛淑芝 高颖 李燕）

第五章

风险管理

学习目的

通过本章学习，掌握消毒供应中心工作中所存在的风险。

学习要点

1. 了解风险管理的相关概念。

2. 掌握不合格产品的风险评估方法。

3. 熟悉灭菌失败召回的判断和调查方法。

本章概述

本章节主要讲述风险管理。重点介绍了与风险管理相关概念、消毒供应中心风险管理的意义；风险分析的方法及控制原则；不合格产品的风险评估。重点介绍了灭菌失败召回的判断和调查方法与决策。

第一节　概述

一、消毒供应中心风险管理概念

风险是指一个事件潜在影响组织目标达成的概率及影响程度。

风险管理旨在保证组织恰当地应用风险，提高风险应对的效率和效果，增强行动的合理性，有效地配置资源。有效的风险管理应当融入到整个组织的理念、治理、管理、程序、方针策略以及文化等各方面。风险管理意识应当是整个组织文化的一部分。

医疗风险管理是指对患者、工作人员、探视者可能产生伤害的潜在的风险进行识别、评估，并采取有效防范措施的过程。风险管理的主要步骤包括风险的辨识、预测和处理。

消毒供应中心承担了医院内各科室所有复用诊疗器械、器具和物品的清洗消毒、灭菌及无菌物品的供应，任务重、风险高、涉及面广，其风险因素十分复杂。消毒供应中心风险管理是指运用风险管理理论，对器械和物品各处理环节的质量控制，对存在的风险进行识别、确认和分析，评估各种风险发生的可能性和风险级别，回顾和监控所有风险管理的过程，以确定和实施风险控制来降低风险。

二、消毒供应中心风险管理的意义

消毒供应中心风险管理的意义是将风险管理的理论应用到消毒供应中心管理工作中，风险管理与质量管理密不可分，消毒供应中心通过实施风险管理强化工作人员的风险意识，提高各级人员对潜在风险的评估识别能力，提高整体防范和应对风险的能力，在一定程度上自觉地规范了工作人员的行为，增强了工作人员的责任心及自我保护意识，对提高医疗护理质量，防范医疗纠纷和医疗事故有重要意义。加强风险意识，预防为主，充分认识消毒供应中心风险管理的必要性和重要性。为了有效预防和控制医院感染，为临床提高质量安全的消毒灭菌物品，根据风险管理理论，把风险管理与质量管理紧密联系在一起，运用现代科学管理方法，为使用科室提供合格的无菌物品和优质的服务。

第二节　风险分析的基本方法

1. 风险分析概念是根据风险类型、获得的信息和风险评估结果的使用目的，对识别出的风险进行定性和定量的分析，为风险评价和风险应对提供支持。

2. 护理风险常用失效模式与影响分析（FMEA）作为风险分析的基本方法。失效模式与影响分析（FMEA）1950 年起源于宇航和美国军方航空业，是前瞻性评估系统流程的方法。JCAHO 从 2003 年起将实行医疗失效模式与影响分析（health care failure mode and

effect analysis，HFMEA）、改善风险流程列为标准，以期在医疗风险事件发生之前对其进行预测评估，采取相应的应对措施，从而有效降低医疗风险事件的发生率。

FMEA 失效模式（FM）和影响分析（EA）两部分组成。其中，失效模式是指能被观察到的错误和缺陷现象（安全隐患），可用于医院质量管理中任何可能出现的不良事件；影响分析是指通过分析该失效模式对系统的安全和功能的影响程度，提出可以或可能采取的预防改进措施，降低风险事件的发生率。FMEA 是一种系统方法，使用表格及问题解决方法以确认潜在失效模式及其效应，并评估其严重度、发生度、侦测度，从而计算风险优先指数（risk priority number, RPN），最后采取进一步改善方法，如此持续进行，以达到防患于未然的目的。

它通过系统性、前瞻性检查某个流程可能发生故障的途径，重新设计该流程，以消除故障发生的可能性，使故障的不良后果降到最低。HFMEA 在医疗风险管理中的应用主要包括预防技术故障或设备缺损。提高病人治疗的安全性，以及识别病人和医疗服务者存在的潜在危险因素等。HFMEA 作为医疗机构全面质量改进过程的一部分，旨在提高医疗质量安全。

第三节 风险控制原则及监测

风险控制具体指的就是风险管理人员采用各种各样的方法，消灭或减少风险事故发生的各种可能性，再或者是风险控制人员减少风险事件发生时候造成的损失，因为在工作中总有些事情不能够人为控制，风险也总是存在。作为管理者就会采用各种各样的方法来减少风险事件发生的可能性，或是将损失控制在一定程度之内，避免风险事件发生的时候带来难以承担的损失。

一、风险控制原则

为有效管理风险，组织在实施风险管理时，可遵循下列原则：

1. **控制损失，创造价值** 以控制损失、创造价值为目标的风险管理，有助于组织实现目标、取得具体可见的成绩和改善各方面的业绩，包括人员健康和安全、合规经营、信用程度、社会认可、环境保护、财务绩效、产品质量、运营效率和公司治理等方面。

2. **融入组织管理过程** 风险管理不是独立于组织主要活动和各项管理过程的单独的活动，而是组织管理过程不可缺少的重要组成部分。

3. **支持决策过程** 组织的所有决策都应考虑风险和风险管理。风险管理旨在将风险控制在组织可接受的范围内，有助于判断风险应对是否充分、有效，有助于决定行动优先顺序并选择可行的行动方案，从而帮助决策者做出合理的决策。

4. **应用系统的、结构化的方法** 系统的、结构化的方法有助于风险管理效率的提升，并产生一致、可比、可靠的结果。

5. **以信息为基础**　风险管理过程要以有效的信息为基础。这些信息可通过经验、反馈、观察、预测和专家判断等多种渠道获取，但使用时要考虑数据、模型和专家意见的局限性。

6. **环境依赖**　风险管理取决于组织所处的内部和外部环境以及组织所承担的风险。需要特别指出的是，风险管理受人文因素的影响。

7. **广泛参与、充分沟通**　组织的利益相关者之间的沟通，尤其是决策者在风险管理中适当、及时的参与，有助于保证风险管理的针对性和有效性。GB/T 24353—2009 利益相关者的广泛参与有助于其观点在风险管理过程中得到体现，其利益诉求在决定组织的风险偏好时得到充分考虑。利益相关者的广泛参与要建立在对其权利和责任明确认可的基础上。利益相关者之间需要进行持续、双向和及时的沟通，尤其是在重大风险事件和风险管理有效性等方面需要及时沟通。

8. **持续改进**　风险管理是适应环境变化的动态过程，其各步骤之间形成一个信息反馈的闭环。随着内部和外部事件的发生、组织环境和知识的改变以及监督和检查的执行，有些风险可能会发生变化，一些新的风险可能会出现，另一些风险则可能消失。因此，组织应持续不断地对各种变化保持敏感并做出恰当反应。组织通过绩效测量、检查和调整等手段，使风险管理得到持续改进。

二、风险控制监测（监督）

组织应明确界定监督和检查的责任。监督和检查可能包括：

1. 监测事件，分析变化及其趋势并从中吸取教训。

2. 发现内部和外部环境信息的变化，包括风险本身的变化、可能导致的风险应对措施及其实施优先次序的改变。

3. 监督并记录风险应对措施实施后的剩余风险，以便在适当时做进一步处理。

4. 适用时，对照风险应对计划，检查工作进度与计划的偏差，保证风险应对措施的设计和执行有效。

5. 报告关于风险、风险应对计划的进度和风险管理方针的遵循情况。

6. 实施风险管理绩效评估。

风险管理绩效评估应被纳入组织的绩效管理以及组织对内、对外的报告体系之中。

监督和检查活动包括常规检查、监控已知的风险、定期或不定期检查。定期或不定期检查都应被列入风险应对计划。适当时，监督和检查的结果应当有记录并对内或对外报告。

第四节　不合格产品的风险评估

风险评估包括风险识别和评估、风险分析和风险评价三个步骤。

影响消毒供应中心不合格产品的因素是多方面的，既有客观因素又有主观因素；既有技术原因，也有操作原因，这些因素相互影响，共同对产品质量发生作用。

一、风险识别和评估

首先对照《消毒技术规范》《医院消毒供应中心管理规范》等国家相关法律法规，查找安全隐患，列出可能存在和发生的风险因素。主要表现在以下几个方面：

1. **人员方面** 主要指参与清洗消毒、灭菌的各级人员包括管理者和操作者的生产技能、身体状况、专业水平、道德品质、法制观念等方面的个体素质。

2. **流程方面** 流程制定的是否合理规范、标准和完善、是否能体现专科性及实施情况，都是影响风险的关键因素。

3. **材料方面** 不同的清洗材料、清洗工具、包装材料、监测材料、灭菌因子本身等均是影响灭菌产品质量的物质条件。材料不具备兼容性，选用灭菌方法不当，污染物性质和清洗剂不匹配、包装材料不符合国家标准、包内（外）化学指示剂和灭菌物理参数不符、灭菌因子的剂量、有效性等均是影响灭菌过程的可靠性。

4. **设备方面** 灭菌设备安装不符合要求、使用时间长，性能不稳定，维护保养不当是潜在的风险，如灭菌器安装完毕交付使用时必须经过有关专业部门验收并进行相关的监测合格后才能使用。

二、风险分析

1. **工作人员文化水平有差距、接受能力不同** 随着专业迅速发展，专业知识掌握不全面，人员岗位配备不足，思想上不重视，工作中必然降低标准，致使工作中出现各种不安全因素；

2. **流程制定不规范** 操作人员工作粗心大意，没有进行很好的专业知识培训，业务不熟练、操作中随意简化工作流程、没有按专科细化流程操作这些都是导致不合格产品因素；

3. **材料选择不当** 没有根据污染物的性质选择医用清洗剂，没有选择符合有关标准并和灭菌介质兼容的包装材料，自制测试标准包不符合要求，监测材料没有在有效期内使用等都是不合格材料导致的因素；

4. 设备配备不足、安装不符合要求、使用时间长、性能不稳定，维护保养不当都是潜在的风险。

三、风险评价

1. **组成风险管理小组** 质控员和各组组长为风险管理小组的成员。明确各级岗位职责开展专业知识、法律法规等方面培训，组织业务学习，定期开展质控检查，通过各种方式来提高各级人员的专业知识、专业技能及应急预案，并督促检查了解掌握情况。建立质量控制长效机制，定期研讨发现的隐患，采取针对性措施进行防范。

2. 流程的制定 依据《医院消毒供应中心管理规范》和相关法律法规，完善科室的各项操作流程，细化专科操作流程，使所有的流程更加合理化、科学化、规范化、标准化。并落实实施，持续改进。

3. 材料的控制 选择材料时应有专业人员参与，使用前严格材料的检查验收，对效期、剂量、浓度、方法均应三查八对。

4. 设备的维护和保养 严格按设备操作流程进行工作是保证设备安全稳定运转的基础。建立设备维护保养流程，设备专人负责制度是确保设备正常运转的前提。建立每台设备档案，按设备说明书和运行负荷进行有效保养维护，按要求定期开展设备监测、检测。

第五节 灭菌失败召回的判断、调查方法与决策

一、灭菌失败召回的判断

1. 物理监测不合格的灭菌物品不得发放，并应分析原因进行改进，直至监测结果符合要求。

2. 包外化学监测不合格的灭菌物品不得发放，包内化学监测不合格的灭菌物品和湿包不得使用。并应分析原因进行改进，直至监测结果符合要求。

3. 生物监测不合格时，应尽快召回上次生物监测合格以来所有尚未使用的灭菌物品，重新处理，并应分析不合格的原因。改进后，生物监测连续三次合格后方可使用。

二、灭菌失败召回的调查方法

1. **自查**

（1）检查灭菌器的参数是否设置正确。

（2）根据灭菌运行记录本和质量监测结果记录，检查灭菌流程（灭菌装卸载）、物理参数和运行程序等是否规范性。

（3）根据包装标识确认物品包装流程及包装材料是否规范性。

（4）根据湿包检查记录，进行物品装载与码放操作的确认。

（5）根据化学 PCD 及生物 PCD 监测结果记录，检查化学 PCD 及生物 PCD 监测操作方法及正确判读。

（6）根据库房灭菌耗材入库记录、发放记录、即使用情况，确认监测耗材质量，包括破损、失效期、批号等。

2. **设备保障科室协助检查**

（1）根据定期维护和年检记录、现场质量检测结果记录、灭菌器运行记录，日常维护记录，检查影响灭菌质量因素，包括灭菌器及部件设施的功能。

（2）根据设备定期维护记录，及现场运行状况检查水电气供给、蒸汽质量、排水管道等状况，检查有无跑、冒、滴、漏等问题。

3. **灭菌监测产品质量检查**　根据灭菌监测产品使用管理、分析灭菌监测产品质量。

三、灭菌失败召回的决策

消毒供应中心的灭菌物品种类、数量应有去向登记，发生生物监测不合格时，由消毒供应中心管理者发出召回决策，应尽快通知使用部门停止使用，并召回自上次生物监测合格以来所有尚未使用的灭菌物品，重新处理。并应分析不合格的原因，改进后，灭菌器生物监测连续 3 次合格后方能使用。

1. **召回原则**

（1）灭菌后生物监测不合格时，应立即执行物品召回制度。

（2）在使用中发现单个或多个化学包内指示物变色不合格或湿包。

（3）临床使用灭菌物品疑似造成患者感染的同批次、同品种或同规格的无菌物品（包括一次性无菌物品）。

（4）无菌包外标识错误信息（如有效期）。

2. **召回流程**

（1）根据物品灭菌过程记录和发放记录，查找该批次灭菌不合格物品流向。

（2）立即通知使用部门停止使用该物品或该批次物品，并由消毒供应中心集中回收处理。

（3）应召回上次生物监测合格之后所有的灭菌物品，包括发出或未发出的无菌物品。

（4）记录相关召回物品信息：召回物品日期、时间、物品名称、数量、来源科室、处理方式、签名等。记录已使用的不合格物品的名称、数量、相关科室、病人信息等。

3. **召回报告（书面）**

（1）书面报告相关管理部门（医务部、护理部、医院管染管理部门等上级主管部门）。

（2）召回原因→问题查找→预防措施→统计数量（科室、物品名称、数量）→记录处理过程。

（3）报告说明召回原因、物品的种类、数量和所在的科室等信息，并写明处理措施及建议。

（4）相关管理部门应通知使用科室对已使用该期间或该批次无菌物品的病人进行密切观察。

（韩平平　赵丽华）

第六章

消毒供应中心
质量管理与持续改进

学习目的

通过本章学习，掌握消毒供应中心质量指标的判断依据及计算方法；消毒供应中心质量管理的工作流程；消毒供应中心质量追踪制度以及能够根据本院实际情况制定召回制度。

学习要点

1. 了解消毒供应中心质量指标的建立原则及方法。

2. 熟练掌握消毒供应中心质量指标的判断依据及计算方法。

3. 掌握消毒供应中心质量管理的工作流程，并能建立质量管理体系。

4. 熟悉掌握消毒供应中心质量追踪制度及召回制度。

本章概述

本章节主要讲述消毒供应中心质量指标的建立原则及方法。重点介绍了消毒供应中心质量指标的判断依据及计算方法，包括结构指标、过程指标以及结果指标；消毒供应中心质量管理，包括质量管理核心环节、关键要素、结构质量管理、环节质量管理以及终末质量管理；消毒供应中心质量管理体系建立，包括质量管理组织构成和职责、质量管理目标、质量管理标准以及质量管理效果评价等；质量分析意义、方法、内容；质量缺陷管理分级、管理体系、管理制度以及不良事件分级；质量管理工作流程与质量管理体系文件；消毒供应中心质量管理持续改进，包括质量追踪概念、意义、基本原则、实施方法以及不合格消毒灭菌物品召回制度建立。

医疗质量安全是医院的生命线，医院消毒供应中心质量管理与质量持续改进水平直接关系到无菌物品的质量，也是消毒供应中心工作的核心内容，是为保证患者安全、提高医疗质量而实施的计划、组织、协调、督导、决策等的全部监督、管理和服务活动。本章是参照国家、军队法规、制度、标准和相关要求，结合科室管理经验和临床实践，坚持以患者为中心、全员参与、过程管理、持续质量改进等为原则，围绕消毒供应中心每个工作环节，制定的消毒供应质量管理和服务保障标准。其质量保证的基础是能确保达到行业规定的标准，在此基础上，不断地提升质量标准，追求质量持续改进。

第一节 消毒供应中心质量指标

一、建立质量指标的原则

1. 建立消毒供应中心质量指标必须遵循国家法律法规，符合国家卫生健康委卫生行业相关标准的要求，国内外文献检索获得新知识并经过科学论证而制定。

2. 由于消毒供应中心质量指标具有系统性、导向性、可控性的特征，因此，建立质量指标必须具有科学性、全面性、可操作性，以保证其有明确的指导作用。

3. 建立指标必须与消毒供应中心工作任务及岗位职责相对应，必须具体、可行，且有明确的衡量标准，即使无法达到，也须具有挑战性。

4. 消毒供应中心质量指标要体现持续质量改进，落实消毒供应中心十大安全目标，符合预防和控制医院感染的相关要求。

5. 质量指标是管理目标，不是单纯的数字，而是全体员工分享与改进工作的动力。

6. 质量指标必须有明确的时间要求，这也是关注工作效率的一种表现。

二、质量指标的筛选

消毒供应中心质量指标的构建是消毒供应中心员工的目标、期望和任务的传递过程。同时也是指导员工向一个既定方向努力工作的关键。因此，有效地筛选与构建质量指标是影响消毒供应中心质量的一个关键环节。依据消毒供应中心质量管理特点与要求，主要从结构指标、过程指标以及结果指标三大方面着手制定质量指标。

1. 结构指标包括组织管理、建筑布局、设备管理、人力资源、规章制度、规范流程等基础质量指标。

2. 过程指标包括回收、分类清点、清洗、消毒、干燥、检查、包装、灭菌、储存、发放十大过程质量指标。

3. 结果指标包括清洗质量、消毒质量、包装质量、灭菌质量、满意率、不良事件等终末质量指标。

4. 建立消毒供应中心质量指标的作用与方法

（1）建立基础质量指标，提高消毒供应中心服务品质与服务能力的实施标准。

（2）以工作记录为基础建立过程质量指标，针对高危风险因素进行持续质量改进与控制。

（3）定期分析工作记录数据，计算终末质量指标，根据质量指标数据的上升或下降，及时发现工作流程的质量、效率和潜在的风险，采取相应对策，不断完善质量管理，实现工作过程的科学管理。

三、判断依据及计算方法

（一）结构指标（基础质量指标）

1. 组织管理体系明确，内容完善；建立消毒供应中心专科知识培训小组和质量改进小组，定期业务培训，并记录。

2. 建筑布局合理，洁污分开，设置合适的缓冲区域。

3. 设备设施符合国家相关规定，有仪器设备操作指导手册；仪器设备由指定专人保管，定期检查、维护、保养，有记录；配置与工作量相匹配的仪器设备数；重视职业防护原则和方法，做到标准防护。

4. 护士／床位比为1∶（100～150），护士人数／其他工作人员总数比不低于1；设立专职质检岗位，负责监督工作质量。

5. 消毒供应中心持续质量改进小组各级人员工作职责与工作标准明确；有健全的岗位职责，责任到人。

6. 各岗位有详细的操作规范和工作流程；有停水、停电、停气、火灾和信息故障等突发事件应急预案；外来医疗器械由消毒供应中心统一处理，有入科、出科记录；建立质量追溯系统包括回收、清洗、消毒、包装、灭菌、发放使用等各环节参数，实现可追溯。

（二）过程指标（过程质量指标）

1. 回收过程采取密闭式转运；回收精密器械采取保护措施。

2. 清洗前清点各物品数量并记录；严格遵循各种清洗流程，选择合适的清洗方式及程序。

3. 包装前应双人核对包内物品并签名；保证包装的闭合性，并有明显的包外灭菌标识。

4. 根据物品选择合适的灭菌方式和程序，并检测灭菌过程的物理参数；装载时应规范装载并记录；卸载灭菌后的物品，冷却时间大于30分钟。

5. 无菌物品存放区的温度，湿度应达到 WS 310.1 的规定；定时检查无菌包的有效期，无过期包。

6. 无菌物品发放时，应遵循先进先出的原则，确认有效性和包装完好性；植入物应在生物监测合格后，方可发放；紧急情况灭菌植入物时，使用含第 5 类化学指示物的生物 PCD 进行监测，化学指示物合格可提前放行，生物监测的结果应及时通报使用部门，并详细记录。

（三）结果指标（终末质量指标）

1. 器械清洗质量合格率（%）

（1）器械清洗质量符合 WS 310.2 的 5.6.I 要求，即清洗后的器械表面及其关节、齿牙处应光洁，无血渍、污渍、水垢等残留物质和锈斑；功能完好，无损毁，判定为合格。

（2）依据 WS 310.3 器械清洗质量判断方法，使用目测和 / 或借助带光源放大镜检查，也可选择蛋白残留测定，ATP 生物荧光测定检查器械达到规定清洗质量标准。

（3）器械清洗质量合格率是消毒供应中心清洗质量综合评价指标。用数据准确表达工作质量，通过单位时间持续观察，反映质量动态变化。

（4）根据器械分类进行计算，可得出单项器械清洗质量合格率。例如，齿类器械、平面类器械、剪刀类器械、管腔类器械、结构复杂类器械、硬式内镜器械、显微器械、外来医疗器械及植入物、电动工具等器械。

（5）每周随机抽查 2 个待灭菌复用器械包内全部物品的清洗质量，可计算出综合器械清洗质量合格率。

（6）同一器械种类须统一器械清洗质量检查方法，清洁度、数量与功能均符合要求。

（7）清洗去除的目标物有血红蛋白、蛋白质、脂类、碳水化合物、无机离子、微生物负荷、内毒素等，但记录时只将污染物种类分为污迹、血迹、锈斑及其他进行记录。若一件器械同时出现多种不合格污染物时，按多点实时记录的件数进行计算。

（8）器械清洗质量合格评价方法：在单位时间内（一般以每月为计算单位时间），以抽查的清洗器械总件数为分母，清洗合格件数为分子，乘以百分比，得出器械清洗质量合格率（%）。

（9）计算公式

器械清洗质量合格率（%）= 器械清洗合格件数 / 器械清洗总件数 ×100%

（10）器械清洗质量合格率标准≥ 99%（来源于李书章、袁安升主编的《医院标准化管理体系建设与应用》）。

2. 直接用于患者的消毒物品消毒质量合格率（%）

（1）经过消毒后直接用于患者使用的器械、器具和物品应定期进行消毒效果检测，如呼吸机管路、麻醉机管路、湿化瓶等。

（2）判断采用的消毒方法对一切细菌繁殖体包括分枝杆菌、病毒、真菌及其孢子和绝大多数细菌芽孢的杀灭效果。

（3）每季度检测 3 ~ 5 件有代表性的物品，检验菌落数是否达到卫生标准值，即菌落总数应≤20CFU/g（CFU/100cm^2），没有检出致病菌，判定为合格。

（4）直接用于患者的消毒物品消毒质量评价方法：在单位时间内（一般以每季度为计算单位时间），以抽查的清洗器械、物品总件数为分母，清洗合格件数为分子，乘以百分比，得出直接用于患者的消毒物品消毒质量合格率（%）。

（5）计算公式：直接用于患者的消毒物品消毒质量合格率（%）=清洗消毒器械合格件数/抽检清洗消毒器械总件数×100%

（6）直接用于患者的消毒物品消毒质量合格率应≥99%（来源于李书章、袁安升主编的《医院标准化管理体系建设与应用》）。

3. 器械包装质量合格率（%）

（1）器械包装质量符合 WS 310.2 中 5.7 包装要求，即包内器械数量正确、功能及清洁度符合标准、包装方法及包装材料正确、松紧度适宜、标识合格、包内化学监测指示物放置正确等，判定为合格。

（2）器械包装质量合格率是消毒供应中心包装质量综合评价指标。用数据准确表达工作质量，通过单位时间持续观察，反映质量动态变化。

（3）消毒供应中心内部质量检查不合格数及临床科室检查或反馈的不合格数量，均计入不合格总数。

（4）消毒供应中心内部质量检查是每周随机抽取两个待灭菌器械包，检查器械包的包装闭合完好性、包装材料使用是否正确。包内器械完整性、功能完好性、种类齐全性；包装标识是否正确等，也可由卸载人员对无菌物品进行相应指标检查，记录结果。根据器械包装质量问题可以分类进行计算，可得出 5 项单项包装质量评价指标，即灭菌物品包装密闭合格率、灭菌包内器械完整率、灭菌包内器械功能完好率、灭菌包内器械种类齐全率、灭菌包标识正确率。也可累加计算出综合器械包装质量合格率。

（5）器械包装质量合格评价方法：在单位时间内（一般以每月为计算单位时间），对抽查和科室反馈的包装结果进行数据分析。以抽查的包装器械包总件数为分母，包装合格器械包件数为分子，乘以百分比，得出器械包装质量合格率（%）。

（6）计算公式

器械包装质量合格率（%）=包装合格器械包件数÷抽查器械包总件数×100%

器械包装质量合格率应达到 100%。

4. 灭菌物品合格率（%）

（1）灭菌物品合格是指对物品灭菌过程采用物理监测、化学监测和生物监测等监测方法，结果符合 WS 310.3 的要求，达到无菌保证水平；符合 WS 310.2 中标准：消毒供应中心及临床科室的灭菌物品储存符合要求；无菌包外观清洁、无污渍、无破损，包装方法及包装材料正确、松紧度适宜；闭合完好，无密封宽度过窄、密闭不全、密封处皱褶、胶带过短的现象；灭菌物品包外标识合格，项目完整，有效期准确，字迹清晰，无脱落；无湿包，判定为合格。

（2）灭菌物品合格率是消毒供应中心包装及灭菌质量综合评价指标。用数据准确表达工作质量，通过单位时间持续观察，反映质量动态变化。

（3）消毒供应中心内部质量检查不合格数及临床科室检查或反馈的不合格数量，均计入不合格总数。

（4）灭菌物品合格评价方法：在单位时间内（一般以每月为计算单位时间），对抽查和科室反馈的包装及灭菌结果进行数据分析。以检查的灭菌器械包总件数为分母，包装灭菌合格器械包件数为分子，乘以百分比，得出灭菌物品质量合格率（%）。

因为灭菌失败对于医疗安全风险最大，所以，要对每一例发生灭菌不合格事件应认真进行根本原因分析，或对潜在的高危因素进行风险管理失效模式分析，这是管理的重点。

由消毒员、质控组长在装载或卸载过程中，按照质量标准对无菌物品质量进行检查；临床科室打开无菌包时，发现包内无菌物品质量不合格报告等；对超大超重的手术器械进行重点抽查。定期对结果进行数据分析，保持灭菌质量的稳定性。通过对灭菌物品的全面检查，及时发现不合格的物品，确保无菌物品的安全使用。

（5）灭菌物品合格率计算公式

灭菌物品合格率 = 灭菌物品合格数 ÷ 总灭菌物品数 × 100%

灭菌物品合格率应达到 100%。

5. 无菌包湿包发生率（%）

（1）湿包是指灭菌物品干燥度不符合标准规定。依据 GB 8599 规定，敷料包灭菌后重量增加不超过 1%，金属包的重量增加不超过 0.2%；未达此标准或同时有可见的潮湿的灭菌物品为"湿包"。仅在包外有明显的水渍和水珠，手感潮湿，且重量增加，称为包外湿包；包内器械及容器内有水珠或包内敷料有明显水渍称包内湿包。

（2）参照《医院消毒供应中心岗位培训教程》《医院消毒供应中心建设与管理工作指南》的判断方法，无菌物品干燥程度未符合标准可判断为湿包。

（3）临床科室报告，使用者打开无菌包可见潮湿、水珠；消毒供应中心抽查无菌包可见包内潮湿的纳入统计范围。

（4）无菌包湿包发生率评价方法：以每月为计算单位时间，计算单位可以是单件器械，也可以是器械包。

（5）计算公式

无菌包湿包发生率 = 无菌包湿包数 ÷ 无菌包的总件数 × 100%

第二节 消毒供应中心质量管理和质量管理体系

一、消毒供应中心质量管理

质量是指产品、过程或服务满足规定要求的优劣程度。质量管理是指在质量方面组织指挥和控制协调的活动，通常包括制订质量方针、质量目标以及质量策划、质量控制、质量保证和质量改进。消毒供应中心为全院医疗、教学、科研、保健工作中使用的无菌医疗器材提供消毒灭菌服务，同时负责管理全院的消毒供应，如手术室、口腔科及其他专科小手术室等。消毒供应中心供应种类分为低值高耗的可重复使用的医疗器械、器具、物品和一次性使用医疗器材两大类。可重复使用的医疗器材采用交换或借用的方式提供服务，一次性使用无菌医疗器材采用请领的方式提供服务。消毒供应中心质量是医疗质量管理的重要组成部分，由结构质量、环节质量和终末质量组成。消毒供应中心质量管理是对消毒供应业务工作各环节实施组织、计划、协调、决策、监督的过程。其活动是以法规、制度为依据，以行业技术标准为准绳，以每件物品为基本对象而开展的一系列工作。其主要目的是为患者提供安全、快捷、优质的消毒灭菌物品。

（一）质量管理核心环节

消毒供应中心质量管理包括质量管理组织、质量管理体系、质量运行监控、质量持续改进、岗位培训管理 5 个核心环节（图 6-1）。

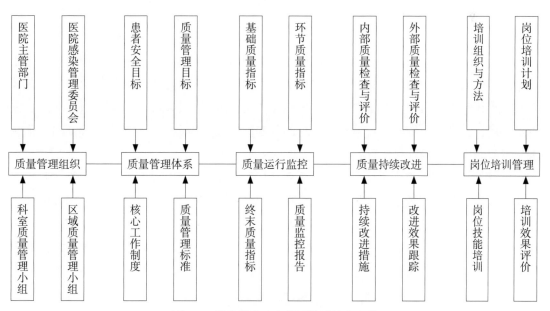

图 6-1 消毒供应中心质量管理核心环节

（二）质量管理关键要素

1. 消毒供应中心依据《医院消毒技术规范》《医院消毒供应中心：管理规范》《医院消毒供应中心：清洗消毒及灭菌技术操作规范》《医院消毒供应中心：清洗消毒及灭菌效果监测标准》进行质量管理。

2. 设置科室和区域质量管理小组，专人负责质量监控，评价分析和持续改进。

3. 严格落实分级质控及不良事件报告制度。

4. 质量追溯机制健全，追溯标识唯一。

5. 对不合格消毒灭菌物品应有及时召回制度。

6. 对消毒供应质量管理体系进行复审，每年工作人员资质审查1次。

7. 工作制度、岗位职责、操作规程、应急预案两年修订1次。

8. 工作记录采取实时记录，资料完备，工作档案保存3年。

（三）消毒供应中心结构质量管理

结构质量是由符合质量要求，满足消毒供应工作需求的各要素构成，是医疗服务的基础质量，是保证消毒供应质量正常运行的物质基础和必备条件。通常由人员、技术、物资、规章制度和时间五个要素组成。消毒供应中心结构质量包括组织管理、人力资源、建筑布局、设备管理、规章制度、规范流程等基础质量。

1. 消毒供应中心组织管理

（1）组织管理架构：应在院长领导下，在各自职权范围内，履行对消毒供应中心的相应管理职责。目前存在两种组织管理架构。①护理部垂直管理体系内的护士长负责制。护理部会同相关部门，落实消毒供应中心集中管理，研究解决实施中的问题。负责消毒供应中心质量指标的制定，并进行检查与评价。负责护理人员培训。医院感染管理部门实施业务指导和院内感染的项目监测。此种架构是目前各大医院常用的组织管理架构。②医务部垂直管理体系内的科主任负责制。医务部负责落实消毒供应中心集中管理，研究解决实施中的问题，并进行组织与质量管理。护理部负责护理人员培训。医院感染管理部门实施业务指导和院内感染的项目监测。

（2）层级管理：消毒供应中心的人员实行层级管理。组织管理的层级应根据医院规模大小来调整，设备区域工作组长或质量管理员。科主任或护士长负责消毒供应中心的团队建设，履行计划、组织、领导和控制等管理职责。

2. 人员管理 人是医疗质量要素中首要因素。人员素质对医疗质量起着决定性的作用。它包括人员的政治思想、职业道德、工作作风、业务技术水平、身体健康状况等。人员要配备合理，岗位准入标准和培训考核制度完善，相关人员熟练掌握操作规程，压力蒸汽灭菌设备操作人员经过岗位培训、考核合格并持有国家行政部门颁发的《特种行业操作许可证》。

3. 环境管理 工作场所面积达标、布局合理，环境符合国家、军队相关标准和感染防控要求。清洗、消毒、灭菌设施设备齐全、运行安全,压力容器设备每年检测 1 次。采用数字化信息系统,实行资产、物流、质量追溯和成本核算信息化管理。

4. 规章制度 医疗质量管理必须以规章制度为准则。医疗工作必须严格地执行各级各类的规章制度,按章办事。没有规章制度,医疗质量就无法形成;有了规章制度而不去执行,医疗质量同样不能保证。

(1)规章制度规范科室工作。

(2)规章制度规范人员行为。

(3)用规章制度规范质量评价。

5. 规范流程 消毒供应中心质量管理小组和区域质量管理小组各级人员工作职责与工作标准明确;有健全的岗位职责,责任到人;各岗位有详细的操作规范和工作流程;有停水、停电、停气、火灾和信息故障等突发事件应急预案等。

(四)消毒供应中心环节质量管理

环节质量指消毒灭菌全过程中的各个环节质量,又称为过程质量。其包括回收、分类清点、清洗、消毒、干燥、检查、包装、灭菌、储存、发放十大过程的质量管理。

1. 医疗复用器械及清洁类物品清洗消毒质量管理 回收的可重复使用的器械包、消毒包和清洁类物品逐件清点和追溯。根据材质、形状、精密程度,选用的清洗消毒方法适当。清洗消毒过程严格执行操作规程,物品由污到洁,不交叉、不逆流。工作记录及时、完整,实时记录。每周随机抽取 2 个待灭菌复用器械包,检查包内所有器械清洗质量,不合格器械重新处理并查找原因。

2. 医疗复用器械及清洁类物品包装质量管理 清洗消毒后的器械分类摆放,逐件检查清洗质量和器械功能的完好性。按照操作规程配置各类诊疗包内器械。按照操作规程对各类诊疗包进行包装和标识。灭菌包体积不超过 30cm×30cm×50cm,器械包重量不超过 7kg,敷料包重量不超过 5kg。

3. 医疗复用器械灭菌质量管理 逐个检查、注册(扫描条码)和装载清洗消毒后的医疗复用器械。大型预真空压力蒸汽灭菌器应在每日开始灭菌前进行预热并空载进行 B-D 试验。医疗复用器械包放入压力蒸汽灭菌容器的放置方法符合要求。按照《压力蒸汽灭菌操作规程》进行消毒灭菌,逐批进行物理监测、化学监测和生物监测,结果应符合灭菌要求。每月随机抽取 1~2 个灭菌器械包送感染管理与疾病预防控制科进行细菌学检测并出具报告,不合格器械重新处理并查找原因。按照 WS 210.2 对器械进行查对、保养、包装、灭菌等操作。

4. 外来医疗器械消毒灭菌质量管理 外来医疗器械是指器械供应商租借给医院可重复使用,主要用于与植入物相关的器械。外来医疗器械应是由医院签订供应合同的合法供应商提供。消毒供应中心应存有供应商和器械的备案目录。使用外来手术器械时,由使用科室负责联系器械供应商,消毒供应中心负责灭菌处理和交接。器械供应商应在手术前一天的 15：00 之前，将器械送达消毒供应中心，经消毒供应中心按流程处理合格后方可送手术室使用。消毒供应中心建立外来医疗器械使用登记本、专人负责管理。器械供应商负责外来器械维护保养等相关知识培训。

5. **一次性无菌耗材库房质量管理** 一次性无菌耗材逐批验收，具备检验报告书，验收合格后登记入库，经感染管理与疾病预防控制科逐批抽检合格，出具报告后进入发放状态。物资分区、分类、分批存放，标识清楚，摆放规范，存储环境和条件符合相关要求。按照先进先出、近期先出的原则发放物资，发放前核对品名、规格和数量。每周统计使用总量，库存合理，及时补充。每月进行库存盘点，出入库记录完备，账物相符，出现误差进行追溯。一次性无菌耗材质量合格率 100%，随时接收质量反馈，不合格物资进行质量追溯。

（五）消毒供应中心终末质量管理

终末质量是医疗质量管理的最终结果。终末质量管理主要是以数据为依据综合评价消毒供应工作终末效果的优劣，是评价质量管理的重要内容。终末质量管理虽然是事后检查，但从科室整体来讲仍然起到质量反馈及控制的作用，可通过不断总结工作中的经验教训，促进灭菌质量循环上升。

终末质量统计指标主要包括器械清洗质量合格率、直接用于患者的消毒物品消毒质量合格率、器械包装质量合格率、灭菌质量合格率、灭菌包湿包发生率、服务态度满意率、不良事件发生率等指标。

二、消毒供应中心质量管理体系

体系是指相互关联或相互作用的一组要素。管理体系是建立方针和目标并实现这些目标的体系。质量管理体系是指在质量方面指挥和控制组织的管理体系。消毒供应中心质量管理体系包括质量管理组织、质量管理目标、患者安全目标、核心工作制度、质量管理标准等。

（一）质量管理组织

1. **医院消毒供应中心质量管理组织构成及职责** 医院消毒供应中心质量管理组织由其主管部门及医院感染管理委员会组成。主要职责是建立健全消毒供应中心的质量组织管理建设，明确消毒供应中心管理人员的职责，建立和完善消毒供应操作技术的质量标准，定期进行质量评价，严格控制高风险因素，确保无菌物品质量。

（1）将医院消毒供应中心质量管理纳入医院质量管理体系中。

（2）指导消毒供应中心建立和完善质量管理体系，每年进行 1 次复审。

（3）对消毒供应中心清洗、消毒、灭菌工作和质量监测工作进行指导和监督，定期进行检查与评价，发现问题及时查找原因，予以控制。

（4）对发生严重不良事件，应协调消毒供应中心和相关部门进行调查分析，质量追溯，提出改进措施。

2. 消毒供应中心质量管理组织构成

（1）科室质量管理小组：由消毒供应中心科主任或护士长、专职质量管理员、各区域组长组成。实行科主任（护士长）~专职质量管理员~区域组长三级质量管理组织结构。科主任或护士长全面负责科室质量管理；专职质量管理员负责科室日常各环节工作质量的检查与管理；各区域组长负责本区域工作质量管理，实行层级质量管理。

（2）工作区域质量管理小组：由工作区域组长及护士或工人组成。实行组长—护士（工人）的二级质量管理组织结构。区域组长负责本工作区域的质量管理，每个岗位的工作人员负责自己的工作质量。

3. 消毒供应中心质量管理组织主要职责

（1）科室质量管理小组：①专职质量管理员每日检查并指导各岗位工作人员正确执行操作规程，对日常各环节工作质量进行评价分析、追溯及持续改进，并根据改进效果，针对性地提出完善工作质量标准的建议。②区域组长每周对本区工作人员在工作过程中的质量管理情况进行总结分析。通过科学分析，及时纠正工作中的偏差，对器械清洗、消毒、包装及灭菌不合格的数量及种类等原因认真研究，针对性地改进操作规程和方法，从而达到提高各环节工作质量的目的。③专职质量管理员和 / 或区域组长应根据工作实施效果，积极提出完善工作质量、操作规程的意见与建议，参与制定质量评价和质量改进计划，确立质量控制方法，实施各项管理制度，确保消毒供应中心质量稳定与持续改进。④区域组长协助科主任或护士长开展持续有效的符合岗位需要的教育培训，落实工作人员培训计划，提高工作人员工作能力。帮助、督促本科室工作人员严格执行各项操作规范，达到工作质量标准要求。⑤科室定期召开质量分析会议。由科主任（护士长）负责主持，专职质量管理员以及区域组长对负责的质量管理工作进行分析、总结，指出存在问题，提出改进措施。对科室重大质量问题，组织工作人员进行分析讨论，并形成会议决定，然后实施。主要是解决科室工作系统、基础管理和涉及各区域工作质量相关的问题。对严重的质量问题以及工作流程（规章制度）进行修订和完善。

（2）工作区域质量管理小组：对区域内的工作质量及时地评价和纠偏。由组长负责主持，利用班前、班后或工作过程的时间，及时发现工作中好的方面和存在不足，对各岗位工作人员的质量予以肯定和指出不足。不断地评价操作规程实施效果，予以适时的培训、调整和报告上级管理者。区域质量管理小组工作特点更有针对性、及时性和有效性，是工作过程质量控制在实际工作的具体体现。

（二）质量管理目标

消毒供应中心无菌物品质量管理总目标是"产品零缺陷"，源于对患者安全高度责任感和对工作过程质量的有效管理。要达到质量管理总目标，必须对各工作区域质量管理有明确的质量要求与标准。因此，实现质量管理目标，需要建立及完善消毒供应中心的质量管理组织、科学、严格、操作性强的工作质量流程及标准、正确的质量管理方法和系统的质量评价机制。

1. 去污区的质量管理目标

（1）有效地控制污染源，严格落实消毒隔离制度和实施标准预防技术；

（2）明确各类器械清洗合格质量标准。器械清洗质量是无菌物品质量管理的起始环节。没有好的清洗质量，就没有合格的灭菌质量；

（3）对结构复杂、高危风险的器械，如外来医疗器械、植入物、腔镜等器械设专人负责清洗，标准的操作流程；

（4）不断提高质量管理目标，达到器械清洗合格率逐步提高。

2. 检查包装区的质量管理目标

（1）包装质量标准符合无菌物品的要求，满足临床使用的需要。包括包内、包外符合其质量标准，如包内器械清洁度、数量、功能完好性、放置顺序，包外标识、包装方法、松紧度等质量标准。

（2）各专科器械、手术器械等高危风险的器械包装有相应的质量标准与管理目标，建立包装质量合格率的基础数据，定期对数据进行质量比较分析和改进。

（3）良好的质量管理组织，实行双人复核的管理方式，达到质量管理目标。

3. 灭菌区的质量管理目标

（1）建立明确的灭菌过程质量要求。包括灭菌前、装载、灭菌过程监测及卸载的操作规程及质量要求。

（2）严格执行灭菌物品监测标准。做好湿包发生率、生物监测失败发生率的监测。能有效地及时发现湿包发生，杜绝包外湿包发至临床科室的事件。对包内湿包科室能及时反馈，消毒供应中心采取正确的处理方式。

（3）正确的执行灭菌操作规程。灭菌员在灭菌前、中、后对所有灭菌运行过程实行严格的质量监测，灭菌物品达到合格。

（4）不断提高装载和卸载质量合格率。降低灭菌方式、灭菌程序错误发生。

4. 无菌物品存放区的质量管理目标

（1）无菌物品存放安全有序。不发生无菌物品污染或破损事件。

（2）正确发放无菌物品。降低错发、漏发无菌物品事件。

（3）发放记录具有可追溯性。一旦发现无菌物品存在质量问题、可依据发放记录及时找到或追回不合格物品。

（三）消毒供应中心十大安全目标

1. 实行集中管理工作方式，确保医院复用无菌物品质量安全。

2. 执行双人查对制度，确保工作环节质量合格。

3. 正确执行清洗消毒操作规程，提高医疗器械清洗合格率。

4. 严格控制外来手术器械与植入物的管理和复用处置质量控制，提高安全水平。

5. 手术器械清洗消毒、包装及灭菌符合质量标准，物品供应满足手术需要。

6. 正确执行灭菌过程操作规程，监测灭菌器运行情况，及时识别参数异常。

7. 落实灭菌设备安全管理，防止爆炸和泄漏事件发生。

8. 正确执行清洗消毒及灭菌监测标准，记录准确，具有可追溯性。

9. 健全不良事件预防及主动报告制度，落实持续质量改进，提高风险控制能力。

10. 执行手卫生及职业防护，达到人员、物体表面和环境安全。

（四）质量管理标准

1. **建立质量标准体系** 医院消毒供应中心处理无菌物品的全过程必须符合行业标准和相关技术质量标准。消毒供应中心对复用器械、器具及物品的回收、分类清点、清洗、消毒、干燥、检查、包装、灭菌、储存及发放等工作环节有明确的质量标准，并根据质量标准实施的需要，建立管理制度、岗位职责、操作规程、人员培训和效果分析，形成完善的医院消毒供应中心的灭菌物品质量标准体系。

质量标准体系应包括质量管理制度与技术质量标准两大部分。技术质量标准主要包括清洗技术、包装技术、灭菌技术、监测技术等。

（1）清洗技术的操作规程及质量标准：各类器械集中回收；各种手术器械及其他器械、器具及物品的分类与清洗；清洗消毒机、超声清洗机、高压水（气）枪等设备的使用及维护等操作规程；对涉及不同的工作环节、器械类别及特殊要求，均应有文字或图示的方法清晰地表达质量标准。

（2）包装技术的操作规程及质量标准：①各种包装材料使用前质量检查、各类器械检查与保养、各种器械组合装配、核对器械的种类、规格和数量，拆卸的器械、灭菌包重量、体积大小等技术规程及质量标准；各种包装方法及材料装配、包装、封包、注明标识等操作规程，除执行步骤外，对每个步骤均需说明要达到的质量标准。②当灭菌物品中的器械组合及重量、体积发生改变时，应进行灭菌效果验证及操作规程及质量标准的更改。③建立对各类灭菌物品装载的指引，对需要特殊放置的器械包建立清单和摆放要求。

（3）灭菌技术的操作规程及质量标准：各种灭菌器使用前准备、灭菌物品装载、灭菌操作、无菌物品卸载和灭菌效果的监测等操作规程及质量标准。灭菌器操作方法遵循生产厂家的使用说明或指导手册。灭菌外来医疗器械、植入物、硬质容器、超大超重包，应遵循厂家提供的灭菌参数，首次灭菌时对灭菌参数和有效性进行测试，并进行湿包检查。

（4）监测技术的操作规程及质量标准：应专人负责质量监测工作。医用清洁剂、消毒剂、医用润滑剂、洗涤用水、包装材料、消毒灭菌监测材料等质量检查标准；清洗消毒器、灭菌器进行日常清洁、保养、使用、维修检查的质量标准；各类器械、器具和物品清洗质量、清洗消毒器清洗质量等监测标准；各类器械、器具及物品化学消毒、湿热消毒及效果监测等操作规程及质量标准；物理监测法、化学监测法和生物监测法等操作规程及质量标准；灭菌器新安装、移位和大修后的监测操作规程及质量标准。

2. 建立质量标准体系的原则与方法

（1）制定质量标准体系，需遵循国家法律法规、卫生及相关行业标准、国内外文献检索获得新的知识与经验、工作实践经验并经过科学论证，结合本单位的实际情况与岗位需要而制定。

（2）由质量管理者或质量管理专业小组负责组织对质量标准的科学性和可行性进行广泛的学习、讨论，并进行论证，并在实施过程及时进行修改与调整。

（3）定期对照各项操作规程和质量标准，对工作实施效果进行评价，评价者以岗位工作人员为主，提高消毒供应中心质量内部控制的水平。

（4）明确本科室的高危风险因素，如手术器械清洗不合格、湿包、灭菌失败等事件，对其工作过程有完善的质量评价标准和机制，能及时评价，对发现问题并随时纠正和有效地控制。

3. 质量标准分类主要内容

（1）器械清洗质量标准：包括各类器械的检查方法、检查工具和清洗评价标准。

器械清洗质量日常监测应用目测和/或借助带光源的放大镜对清洗消毒后的每件器械、器具和物品进行检查。清洗效果评价可定期采用蛋白残留量测定、ATP法测定、潜血测试，通过定量检测的方法，对诊疗器械、器具和物品的清洗效果进行评价。清洗评价标准为清洗后的器械表面及其关节、齿牙应光洁，无血渍、污渍、水垢等残留物质和锈斑；功能完好，无损毁等。评价结果是通过合格或不合格率反映整体清洗质量水平，并予以控制和持续改进。

（2）器械组装及包装质量标准：包括包装前准备、功能检查、组装和闭合全过程的质量要求。如：①器械装配的技术规程或图示：包括所有手术器械的识别、功能特点、检查及组合。②核对器械的方法和要求：建立每件器械、每个手术包器械的核对内容、方法和正确标准，图示和文字的清楚表达。使用不同的包装材料质量标准，如普通棉布、无纺布、皱纹纸或纸塑袋及硬质容器等材料的选择、检查、使用方法、放置化学指示物、闭合式或密封式包装注意事项等。③包装评价标准：对照各种器械的操作规程与质量标准，进行定期或不定期的包装物品质量评价。评价结果是通过对照标准，统计包装物品合格或不合格率反映包装质量的水平。

（3）灭菌质量标准：包括灭菌前准备工作的质量标准、选择灭菌方式及灭菌程序、装载、灭菌过程监测及卸载等过程质量标准。

①灭菌方式及灭菌程序：对需要进行不同的灭菌方式及灭菌程序的灭菌物品，应有明确的操作原则和质量标准，质量标准中包括选择灭菌程序的依据、灭菌物品的名称和类别及确定的负责人。②灭菌前准备工作的质量标准：灭菌前合格放行的标准必须与本医院消毒供应中心使用灭菌器的参数一致。如仪表合格数据、蒸汽压力及水压、冷凝管道阀门、

灭菌器门密封条和清洁灭菌器舱体及进行 BD 测试的操作规程与质量标准。各项数据合格方可进入灭菌过程。③待灭菌物品装载标准：有明确的各种灭菌包的体积、放置及装载量的质量标准，对超大超重灭菌包的质量标准应有具体手术器械包的名称、装载方法、灭菌参数、卸载检查要求及不得放行的指征等。④灭菌过程质量标准：灭菌员工作职责与质量要求、灭菌过程的物理监测质量标准、化学监测及生物监测的操作规程与质量标准，卸装时对灭菌后物品确认合格的质量标准。

（4）无菌物品储存与发放质量标准：包括接收时和发放前对所有进入和发放无菌物品有效性的确认标准、无菌物品存放管理的质量标准及无菌物品名称标识的质量标准。

（五）质量管理效果评价

1. 质量管理评价组织

（1）上级管理部门的督导考核：医务部、护理部、质量管理科、医院感染管理与疾病预防控制科的定期考核评价反馈，促进质量的持续改进。

（2）消毒供应中心定期内部质量评价：每周进行工作质量评估、总结。对出现的问题进行分析，如发生问题原因是人员因素、环境因素、材料质量、设备问题、操作方法、流程的不合理等，进行质量改进。对工作原始记录数据进行定期分析。包括是否符合环节质量标准；人员操作方法是否遵循操作规程；工作流程是否科学、操作性强；反馈质量的数据有无出现偏差等。

（3）各工作区域小组质量评价：建立工作质量分析记录，包括重点环节的管理要求、工作中好的方面、存在的问题、需改进的工作方法和建议等。

2. 质量管理评价方法

（1）确认质量管理的相应指标，是否科学准确地反映器械清洗质量、消毒效果及灭菌效果，消毒供应中心内部质量控制有效。

（2）评价消毒供应中心质量管理组织运行机制，明确质量管理目标、定期进行质量分析及质量改进的活动，体现质量持续改进的效果。

（3）岗位工作人员每天对自己完成的工作质量与岗位工作质量标准进行比较，出现偏差应及时查找原因。

（4）定期到临床科室调查无菌物品使用情况，及时掌握新的器械特点及手术方式的需要，对其工作流程进行相应调整。做好临床科室满意度调查，通过问卷调查的形式了解临床满意度及意见建议，不断改善服务。

第三节 质量分析与缺陷管理

一、质量分析

（一）消毒供应中心质量分析意义及要求

1. 由科室主任或护士长或区域组长负责组织本科室或本区域的质量分析工作。切实通过落实质量讲评制度，促进科室各项工作有效落实。

2. 消毒供应中心质量讲评制度分为日讲评、月讲评和季度讲评。

3. 不断完善科室质量评价标准和机制。及时组织对质量评价标准的科学性和可行性进行广泛的学习、讨论，并进行论证，并在实施过程中，及时进行修改与调整。

4. 定期对照科室各项操作规程和质量标准，对各岗位工作实施效果进行评价，提高消毒供应中心质量内部控制的水平。

5. 定期通报科室高危风险因素，如器械清洗质量合格率、灭菌包湿包发生率、器械包装质量合格率、灭菌物品合格率等，对发现问题及时纠正并进行有效控制。

6. 及时进行不良事件通报，分析不良事件发生原因，改进工作流程及系统缺陷，不断推进科室质量持续提升。

（二）消毒供应中心质量分析内容

1. 由科主任或护士长负责传达医院季度或月质量讲评情况，针对医院季度或月质量讲评中指出的问题进行分析纠改。

2. 讲评时间一般在每月或每季度院级质量讲评结束后，第二周的周一中午进行讲评。全科人员参加。

3. 通报科室月份或季度各项质量指标完成情况：

（1）对科室质量指标进行综合分析（器械清洗质量合格率、直接用于患者的消毒物品消毒质量合格率、器械包装质量合格率、灭菌质量合格率、灭菌包湿包发生率）。

（2）通报常规物品及手术器械定期采用定量检测进行抽查及细菌培养情况。

（3）通报不良事件发生经过、原因、改进措施。

（4）各类制度和规程落实情况（各种制度及职责、操作流程）。

（5）科室安全情况（人员、设备、水、电、气等）。

（6）各种表格书写情况。

（7）通报满意度调查情况（服务态度满意率及临床科室意见及建议），为临床服务情况（下收、下送、物资供应等）。

（8）工作人员职业防护特别是针刺伤情况。

（9）教学及岗位培训情况（每月或每季度专科理论及操作考核情况）。

（10）论文书写情况。

4. 科室专职质量管理员讲评日常质量督导情况；各区域组长讲评本区工作质量情况。

5. 主任或护士长进行总结讲评。

二、缺陷管理

医疗缺陷是指医务人员在医疗活动中，因违反医疗卫生管理法律法规和行业标准而发生的过失行为。医疗过失造成的一切不良后果都属于医疗缺陷。医疗缺陷是医疗问题、缺点、差错和事故的总称。消毒供应中心质量缺陷是指消毒供应中心工作人员在工作过程中违反行业标准而发生的过失行为。消毒供应中心不良事件是指在消毒供应工作过程中发生的、不在计划中的未预计到的或者通常不希望发生的与患者安全相关的、非正常的意外事件。

（一）消毒供应中心质量缺陷分级

1. **轻度缺陷**　下列情况经发现，及时补救，未用于患者：

（1）灭菌后物品其灭菌效果化学指示剂变色不符合标准者。

（2）各种消毒或灭菌包内少备、错备用物，用物清洁及性能达不到要求或包内用物与包外标签不符合。

（3）错将未消毒或未灭菌物品发给科室者。

（4）抢救用物准备不齐或失效者。

（5）配置清洗液时，出现品种选择、配置及使用方法不当，造成器材清洗不洁或损坏者。

2. **中度缺陷**　下列情况未经发现，已用于患者，但未导致患者不良后果者：

（1）灭菌后物品其灭菌效果化学指示剂变色不符合标准者。

（2）各种消毒或灭菌包内少备、错备用物，用物清洁及性能达不到要求或包内用物与包外标签不符合。

（3）错将未消毒或未灭菌物品发给科室者。

（4）抢救用物准备不齐或失效者。

（5）配置清洗液时，出现品种选择、配置及使用方法不当，造成器材清洗不洁或损坏者。

（6）灭菌方式选择错误造成器材损坏者。

3. **重度缺陷**　下列情况未经发现，已用于患者，导致患者产生严重不良后果者：

（1）灭菌后物品其灭菌效果化学指示剂变色不符合标准者。

（2）各种消毒或灭菌包内少备、错备用物，用物清洁及性能达不到要求或包内用物与包外标签不符合。

（3）错将未消毒或未灭菌物品发给科室者。

（4）抢救用物准备不齐或失效者。

（5）配制清洗液时，出现品种选择、配制及使用方法不当，造成器材清洗不洁或损坏者。

（二）消毒供应中心缺陷管理体系

1. 组织管理

（1）医院消毒供应中心质量管理组织负责对消毒供应中心缺陷管理工作进行检查、指导及监督，确保消毒供应中心按工作规范和标准进行工作与管理。

（2）科室质量管理小组为科室缺陷管理具体实施组织。科主任或护士长为科室缺陷管理第一责任人。

（3）建立科室缺陷管理档案，记录个人发生缺陷及奖惩情况。

2. 缺陷监督管理办法

（1）建立科室缺陷管理制度，加强质量管理。

（2）制定标准，找出缺陷，严格处罚，减少缺陷、持续改进，以促进科室基础质量的不断改进和提高。

（3）充分发挥科室专职质量管理员及区域组长的主观能动性，加强科室自查制度的落实，及时发现存在的问题，及时整改。自查情况详细记录到科室缺陷记录本，责任到人。对工作人员反映的工作中存在的问题和困难，及时组织调查、沟通和协调，及时采取相应的控制措施，预防缺陷的发生。

（4）加强环节质量管理：一是每日区域组长的现场指导、检查与监督。二是科室专职质量管理员的每人重点抽查。三是上级主管部门的不定期检查。

（5）重视终末质量管理：进行质量指标统计与对比，找出问题原因，及时纠正，预防缺陷的发生。

（6）严格奖惩制度的落实：将缺陷认定结果与个人的绩效考核挂钩。科室自查与医院上级主管部门检查一年内无缺陷记录的，年终评选优秀医务工作者时优先考虑，并给予一定的奖励。

（三）建立缺陷管理制度

1. 消毒供应中心工作人员必须有高度的责任心，遵守医疗卫生管理法律法规和行业标准，认真履行岗位职责，严格遵守各项规章制度和技术操作流程。

2. 制定并落实各种缺陷防范预案，科室专职质量管理员和各区域组长应严格把好质量关，加强质量监控，做好质量检测督促工作。

3. 制定相应缺陷处理办法和应急预案，对薄弱环节和关键岗位重点监控，及时妥善处理发现的问题。

4. 出现缺陷问题，当事人应及时报告并采取有效补救措施。

5. 定期对缺陷问题进行分析、讨论、评价，明确责任，及时整改，促进质量持续改进。

（四）消毒供应中心不良事件分级

1. Ⅰ级不良事件

（1）将未灭菌或灭菌不合格的包发放至临床科室，已使用，造成患者严重感染或残疾、死亡。

（2）特殊灭菌包发放至临床科室使用时发现缺少重要器械，延误抢救造成患者死亡或残疾。

（3）蒸汽管道爆裂致严重烫伤致残。

（4）未按规程操作，造成贵重器械损坏，影响患者抢救造成死亡或残疾。

2. Ⅱ级不良事件

（1）将未灭菌或灭菌不合格的包发放至临床科室，已使用，造成患者感染或延期住院。

（2）由于科室因素导致器械供应不及时，影响手术，造成患者伤害。

（3）由于灭菌失败导致发生群体性感染事件。

（4）发生灭菌物品召回事件，造成不良后果。

3. Ⅲ级不良事件

（1）发出过期物品或灭菌不合格物品，已使用于患者，未造成任何伤害。

（2）使用时发现器械包内缺失了主要器械，未造成患者任何伤害。

（3）使用时发现消毒、灭菌物品未处置干净，未给病人造成不良后果。

（4）使用时发现器械包内缺失监测卡，未造成患者任何伤害。

4. Ⅳ级不良事件

（1）包装不符合要求，科室审核发现。

（2）器械包内缺失主要器械。

（3）灭菌参数及监测指标不合格，未用于患者。

（4）使用前发现消毒、灭菌物品，未清洗干净。

（5）发出过期物品未使用于患者。

（五）建立消毒供应中心不良事件预防及报告制度

1. 建立质量持续改进机制，定期对全院无菌物品的使用、储存等环节质量进行评价、控制和改进。

2. 建立和完善操作技术的质量标准，定期进行质量评价，严格控制高风险因素，确保无菌物品质量。建立器械清洗质量评价的高危指标，器械消毒质量评价的高危指标，灭菌物品包装质量评价的高危指标。

3. 制定相应不良事件处理办法和应急预案，对薄弱环节和关键岗位重点监控，及时采取补救措施，减少或消除事件造成的不良后果。

4. 科室建立"不良事件上报表"，发生不良事件时，当事人应立即报告并采取有效地补救措施，同时填报"不良事件上报表"。科室质量管理小组应及时组织人员进行资料收集，调查时间发生过程，运用科学的分析方法，找出事件的根本原因，制定改进措施，避免类似缺陷或事故再发生。

5. 调查事件经过时，应注意倾听当事人的意见；在弄清事实，决定处理意见时，科室质量控制小组须召开小组会议进行讨论、分析，根据不良事件以及缺陷分级确定事件性质并给予相应的责罚。最后与当事人进行思想沟通，以达到教育的目的。

6. 消毒供应中心接到临床科室发现医疗器械存在质量问题的报告，应及时上报科主任或护士长，并到临床科室取回物品，详细将问题进行记录。

7. 定期对不良事件及缺陷问题进行分析、讨论、评价，明确责任，及时整改，促进质量持续改进。

8. 发生不良事件的班组或个人，应坚持非处罚性，主动报告的原则，鼓励工作人员对工作中出现的问题及时上报。如不按规定报告，有意隐瞒，事后一经发现，按情节轻重给予加倍处理。

9. 一般不良事件报告时间为24～48h；严重不良事件应在6h内处理事件的同时口头上报科室领导和相关部门，事后24～48h内补填《不良事件上报表》。

（六）消毒供应中心不良事件上报流程及注意事项

1. **上报流程** 发生不良事件→立即告知科主任或护士长及科室专职质量管理员→当事人如实填写"不良事件上报表"→由科室专职质量管理员告知科室质量管理小组成员→科室质量管理小组成员根据事件进行资料收集，调查事件经过并确认→科主任组织科室质量管理小组成员召开不良事件分析会→由当事人在质量管理小组会议上陈述不良事件经过、原因、整改措施→依据消毒供应中心不良事件预防及报告制度及消毒供应中心不良事件分级→科室质量管理小组成员进行讨论、分析→确定不良事件性质→以表决的方式形成最终决议。

2. **注意事项**

（1）当事人根据上报时限进行上报。

（2）当事人必须据实填写"不良事件上报表"。

（3）及时保留并封存与事件相关的物品及资料。

（七）消毒供应中心不良事件处理流程图

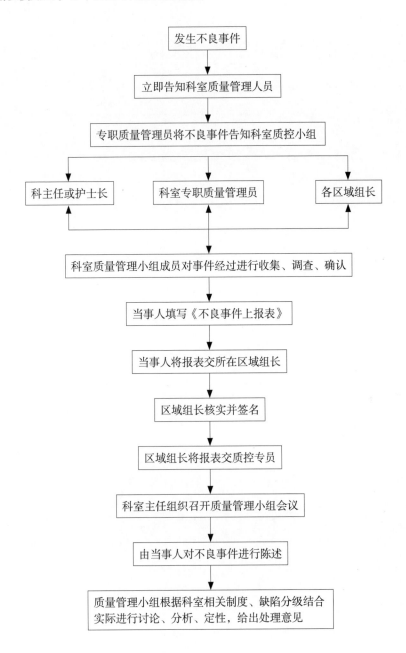

（八）消毒供应中心不良事件上报表

<table>
<tr><td colspan="8" align="center">消毒供应中心不良事件上报表（一）</td></tr>
<tr><td colspan="8" align="right">填表日期：　　年　　月　　日</td></tr>
<tr><td>填表人</td><td></td><td>职务</td><td colspan="5">护士□　　消毒员□　　工人□</td></tr>
<tr><td>事件名称</td><td colspan="7"></td></tr>
<tr><td>事情经过</td><td colspan="7" valign="bottom">当事人签字：</td></tr>
<tr><td>原因分析</td><td colspan="7"></td></tr>
<tr><td>整改措施</td><td colspan="7"></td></tr>
<tr><td>组长意见</td><td colspan="7"></td></tr>
<tr><td></td><td></td><td colspan="2">组长签名：</td><td></td><td colspan="3">年　　月　　日</td></tr>
<tr><td rowspan="2">说　明</td><td colspan="7">1. 此表为当事人填写。</td></tr>
<tr><td colspan="7">2. 要求主动上报，内容真实。</td></tr>
</table>

消毒供应中心不良事件汇总表（二）

序号		填表人		职务		责任人（职称）	填表日期： 年 月 日
不良事件名称							
事情经过							
原因分析							
整改措施							
质控组讨论结果							
	质控组成员签字：					年 月 日	
处理结果							
		主任签字：				年 月 日	
说明	1. 此表由质控专员进行汇总。						

第四节　工作流程与质量文件

一、消毒供应中心实施质量管理的工作流程

建立和实施质量管理体系的步骤，包括确定顾客的需求和期望；建立消毒供应中心质量方针和目标；确定过程和职责；确定过程有效性的测量方法并用来测定现行过程的有效性；防止不良事件及工作缺陷的发生；寻找改进机会，确定改进方向，实施改进，监控改进效果，评价结果，评审改进措施和确定后续措施等。这种建立和实施质量管理体系的方法，既可用于新建体系，也可用于现有体系的改进。

（一）评估现有的质量管理体系

分析评估现存的质量管理体系是否完整、科学、合理；质量控制措施是否完善，是否达到全程控制；工作人员有无质量意识，是否达到全员参与；哪些方面不能满足顾客及发展需求，需要改进；根据存在问题制定质量管理方针，包括管理目标、管理目标实施计划。

（二）识别服务对象的需求

强调以顾客（患者及临床科室医务人员）为中心，依据国家和行业相关法律法规的有关要求，以满足顾客需求为目的，建立消毒供应服务质量管理体系就是为了满足顾客的需要。质量管理原则，是以顾客为中心，首先要分析顾客需要。对消毒供应服务来说，顾客需要就是为临床科室、为患者提供安全、有效、快捷、优质的无菌物品。

（三）建立管理职责

管理职责的内容包括确立消毒供应中心质量方针和质量目标；对实现质量目标的方法和途径进行策划；明确内部的职责和权限；策划的结果要形成文件并得以实施；对实施的效果能否实现质量目标进行检查。

1. **消毒供应中心质量方针：分为 3 个层次内容**

（1）质量体系是为满足患者需要而建立的。患者是整个体系的焦点，消毒供应中心质量管理体系就是要以患者为中心，对患者有高度的责任感，保证患者的安全；

（2）培养工作人员良好的职业道德、熟练的操作技能和全面的专科知识。熟练的技能、全面的专科知识是实施质量方针的保证；

（3）持续地改进环节质量和终末质量。持续改进是质量管理的永恒目标，这种改进包括持续的修改和完善，又包括各个环节过程和效果的创新、提高。只有持续改进，消毒供应服务才能真正实现科学化、系统化、规范化、标准化。

2. **消毒供应中心质量目标**　消毒供应中心质量管理总目标是"产品零缺陷"。要达到质量管理总目标，必须对患者安全具有高度责任感和对过程质量的有效管理；必须对各工作区域质量管理有明确的质量要求与标准。消毒供应中心质量目标包括去污区质量管理目

标、检查包装区质量管理目标、灭菌区质量管理目标、无菌物品存放区质量管理目标 4 方面内容。

3. 组织结构与职责 实行护理部主任～科护士长～护士长或医务部主任～科主任～护士长三级质量管理结构。在主管院长领导下，在各自职权范围内，履行相应的职责。

4. 消毒灭菌服务策划 常规消毒灭菌工作经长期运作已形成制度化、规范化，因此在消毒灭菌服务策划重点放在特殊器械、新开展的手术器械及外来医疗器械上。要根据具体情况做好清洗、消毒、灭菌，确保患者得到安全、及时、快捷的服务。

（四）加强资源管理

1. 人力资源管理 人员配备、遴选、录用、培训、考核等。

2. 设备设施管理 合理配备设备、工作人员熟练使用设备、设备设施的管理和控制，与设备科、总务科协调确保设备设施管理要求有效实施。

3. 工作环境管理 工作区域建设应遵循医院感染预防与控制的原则，遵守国家法律法规对医院建筑和职业防护的相关要求，进行充分论证。

（五）加强过程质量管理

消毒灭菌全过程包括回收、分类清点、清洗、消毒、干燥、检查、包装、灭菌、储存、发放十大过程。过程质量管理就是要对各工作过程制定工作标准、操作流程。制定工作标准既要考虑实际工作的需要、又要考虑国家法律法规和行业的有关规定，还要考虑本医院的条件，以确保能够顺利实施和达到。操作流程规定的要明确、要有可操作性，符合医院实际。

（六）坚持质量持续改进

持续改进是组织的一个永恒目标，通过检查过程质量是否按照规定的工作标准和操作流程操作，工作效果是否达到质量目标的要求，是否满足患者的要求、找出差距和问题，分析原因，制定改进措施和方法，并加以实施，以求不断完善和提高服务质量。通常通过内部质量检查和监督、外部的检查和评价来完成。

1. 内部质量检查与评价 每周进行工作质量评估、总结。

2. 外部质量检查与评价 上级主管部门（医务部、护理部、质量管理科、医院感染管理与疾病预防控制科）的质量检查评价；满意度调查；临床科室及手术室的质量问题反馈。

3. 加强缺陷管理及不良事件的控制 明确对各类不合格事件进行控制的职责和程序，以确保各项工作过程中出现的各类不合格服务得到有效的识别、处理和控制。

（1）工作缺陷：工作人员在操作过程中违反程序及操作规程出现的服务过程不合格事件。

（2）不良事件：工作人员违反工作制度及操作规程，服务结果不能满足规定的内部标准要求，导致患者利益受损害的服务过程不合格事件。

二、消毒供应中心质量管理体系文件

质量管理体系文件是进行质量管理、衡量组织质量保证能力的重要依据。质量管理体系有效运行的核心就是把行之有效的管理手段和方法予以制度化、法规化，形成一套适宜的、完整严密的、统一协调的质量管理体系文件，从而使各项质量活动有法可依、有章可循。

（一）质量管理体系文件及作用

质量管理体系文件是描述质量体系结构、职责和工作过程的整套文件系统。其对消毒供应中心各环节质量活动的职责和流程加以明确规定，既符合国家法规及卫生行业标准的规定，又要结合科室的具体情况。应遵照写你应做的，做你所写的，记录做过的，检查其效果，纠正其不足的指导思想。使工作人员做到"一切行为有依据，一切行为有记录，一切行为能溯源"。消毒供应中心质量管理体系文件应包括消毒供应中心质量管理手册、消毒供应中心程序文件及消毒供应中心作业指导书等，它具有指导性，既是过程运行和活动的依据，也是一个评判标准。在过程实施中和对实施过程进行检查评价时就依据这些质量管理体系文件进行。在文件的执行过程中，能够不断改进工作质量、提高管理人员的管理水平以及工作人员的自身素质和操作水平，减少工作缺陷及不良事件的发生。

（二）质量管理体系文件的结构

1. **消毒供应中心质量管理手册** 《消毒供应中心质量管理手册》是消毒供应中心质量管理体系最高层次的文件，其中规定了消毒供应中心质量方针，明确了组织结构设置、各部门的职责、权限和相互关系，描述了消毒供应中心十大过程质量控制的基本原则。《消毒供应中心质量管理手册》由前言、质量方针、组织机构、职责描述、服务策划、资源管理、消毒灭菌全过程质量控制、质量持续改进等组成。

2. **消毒供应中心程序文件** 消毒供应中心程序文件是支持《消毒供应中心质量管理手册》的第 2 层次文件。其明确规定有关质量活动的途径，包括消毒供应中心各环节工作流程质量管理体系运行及标准、职责分配及资源要求。各项程序文件均包括目的、适用范围、职责、引用文件及工作程序。

3. **作业指导书** 作业指导书属第 3 层文件，其明确指导完成某项工作任务的方法，特别规定了完成某项服务所必须遵循的技术细节。作业指导书是程序文件的补充和支持性文件，根据具体工作和程序文件进行编写，包括消毒供应中心技术操作规程。在编写过程中，重点对科室经常应用但过去又没有文件化规定技术操作作出明确规定，列出流程图。

范例：电动工具清洗操作规程　CSSD-QWQ-10（编号）

目的：提高电动工具清洗合格率，保证手术患者安全。

适用范围：适用于电动工具清洗。

工作规范：

详细描述了电动工具的拆卸及清洗步骤，配置流程图（略）。

（三）质量管理体系文件的控制

1. 消毒供应中心质量管理手册由科室质量管理小组人员负责编写，科主任或护士长审核，医务部或护理部主任审批。

2. 程序文件和作业指导书由区域组长负责组织编写，科室质量管理小组人员审核，科主任或护士长审批。鼓励工作人员对已在运行的程序文件及作业指导书提出合理的修改意见。

3. 所有编制的文件均做好统一标识：包括科室名称、标题、文件号、版号、修改记录等。

4. 各类文件按文件类别建立有效文件目录，防止误用过时文件。

第五节　质量管理持续改进

质量管理持续改进是消毒供应中心的一个永恒目标，也是一个重要内容。持续改进包括了解现状，建立目标，寻找、评价和实施解决办法，测量、验证和分析结果，把更改纳入质量文件等活动。通过质量管理持续改进，不断完善质量管理体系，以提高工作人员整体素质及工作质量，确保消毒供应服务质量，进而确立一种完善的质量文化来规范质量行为，以达到质量管理体系有效性和效率的提高。

一、质量追踪制度

（一）质量追溯概念及意义

1. 根据 WS 310.3—2016 的定义，质量可追溯是指对影响灭菌过程和结果的关键要素进行记录，保存备查，实现可追踪。

2. 质量追溯是指通过采用手工记录或信息管理系统，实现对无菌物品从回收、清洗、消毒、包装、灭菌、储存、发放、使用的全流程质量信息的跟踪过程。

3. 建立质量可追溯的重要意义是实现质量持续改进。因此，可追溯是建立全面质量控制的条件之一，它需要与质量标准、操作规程、召回制度等其他质控管理工作相呼应。通过建立质量追溯，加强医院消毒供应中心灭菌物品回收、清洗、消毒、灭菌与发放的质量管理，规范消毒供应中心操作流程。

（二）质量追溯基本原则

1. 建立消毒供应中心工作过程记录：包括回收、接收、清洗、消毒、包装、灭菌及发放等各项技术操作规程记录。消毒供应中心工作记录要求符合卫生行业标准 WS 310.2—2016、WS/T 367—2012（《医疗机构消毒技术规范》）。

2. 做好消毒供应中心工作监测记录：包括清洗、消毒及灭菌效果的监测记录，监测记录依据卫生行业标准 WS 310.3，必须满足质量控制过程的记录与可追溯性的要求，即对每一件灭菌物品的灭菌关键数据（灭菌时的温度、压力和时间等灭菌参数）及设备运行状况进行记录。

3. 消毒供应中心文书的保存：清洗、消毒监测资料和记录的保存期应 ≥ 6 个月；清洗消毒器运行过程记录的保存期 ≥ 6 个月；灭菌质量监测资料和记录的保留期应 ≥ 3 年；无菌物品发放记录、植入物发放追溯记录 ≥ 3 年；灭菌设备及设施管理记录应长期保存，直至设备使用终止。

4. 规范灭菌物品包外标识：内容包括物品名称、包装者姓名或代号、灭菌器编号、批次号、灭菌日期和失效日期。当需要追溯时能提供所需要的信息。

5. 执行对工作过程和结果的关键要素质量监测放行制度。

6. 落实对质量不合格的追溯制度：定期对清洗、包装及灭菌等工作环节进行质量评价，对出现不合格的事件，应对其处理的整个过程的记录情况进行回顾性分析，必要时采用根本原因分析方法，采取有效改过措施。

7. 建立前瞻性的质量管理：为预防发生无菌物品召回事件，应对重点环节采用有效的预防措施，对每个工作步骤的风险值进行分析，找出预防事件发生的关键环节，采用有效的控制措施。

（三）质量追溯的实施方法

1. 消毒供应中心应建立清洗、消毒、包装、灭菌操作过程记录。

记录应客观、真实、准确、及时地反映消毒供应工作质量，体现科学性、规范性及消毒供应中心专业自身的特点、专业内涵和发展水平，并使用中文和专业术语。记录表格设计应体现工作流程中的关键参数，根据记录信息分析和查找质量问题。追溯使用的基本表格包括以下内容。

（1）回收 / 接收工作记录：包括临床诊疗器械、手术器械、外来医疗器械及植入物等回收 / 接收工作记录。

（2）清洗消毒设备设施操作工作记录：包括超声清洗机、清洗消毒器、水处理设备使用前检查与保养记录及运行中观察记录。

（3）器械清洗质量检查工作记录：每批次清洗器械、器具、物品清洗质量检查工作记录。

（4）包装与灭菌设备设施操作工作记录：包括医用热封机、压力蒸汽灭菌器、环氧乙烷灭菌器、过氧化氢低温等离子体灭菌器、小型压力蒸汽灭菌器使用与维护记录、运行前清洁记录、运行过程观察记录、故障维修记录等。内容包括物品名称、包装者姓名或代号、灭菌器编号、批次号、装载的主要物品、灭菌程序号、主要运行参数、操作员签名或代号。

（5）监测结果工作记录：包括压力蒸汽灭菌器、环氧乙烷灭菌器、过氧化氢低温等离子体灭菌器的物理监测、化学监测和生物监测结果。打印的物理监测数据、曲线图应粘在记录表上存档；化学监测结果和生物监测结果可填写和粘在灭菌器操作记录表上存档。直接用于患者的消毒物品消毒效果监测记录以及呼吸机管路菌落监测记录。

（6）灭菌后卸载工作记录：包括灭菌物品质量检查记录、湿包记录。

（7）无菌物品接收与发放工作记录：包括一次性使用无菌物品、消毒产品、卫生材料、清洗剂接收入库质量检查记录；复用无菌物品、一次性无菌物品发放记录；灭菌不合格物品召回记录。

2. 做好内部质量控制工作记录 内部质量控制工作记录包括设备定期检测参数结果记录、工作程序变更质量检测结果记录、工作质量指标统计分析记录以及临床满意度调查。

3. 清洗、消毒、灭菌质量监测记录、存档 根据 WS 310.3 要求，清洗、消毒监测资料和记录的保存期应 ≥ 6 个月；灭菌质量监测资料和记录的保留期应 ≥ 3 年。存档记录包括以下内容。

保存期应 ≥ 6 个月的记录：

（1）回收 / 接收工作记录。

（2）清洗消毒设备设施操作工作记录。

（3）器械清洗质量检查工作记录。

（4）无菌物品发放记录。

（5）灭菌后湿包检查记录。

（6）留存每月应至少随机抽查 3～5 个待灭菌包内全部物品的清洗质量，并记录监测结果。

（7）留存消毒后直接使用物品每季度消毒效果监测结果由检验室出具细菌培养报告。

（8）化学消毒剂监测记录。

（9）清洗用水监测记录包括纯化水电导率监测记录，酸化水日常监测记录。

（10）一次性使用无菌物品、消毒产品、卫生材料、清洗剂接收入库质量检查记录。

（11）岗位人员工作记录（排班记录）。

保留期应 ≥ 3 年的记录：

（1）留存各类灭菌器每次运行记录和监测结果（包括物理监测、化学监测、生物监测、BD 监测等）。记录内容和结果可与操作记录合并。

（2）留存植入物无菌物品发放记录。

（3）妥善保存操作程序发生改变（更换清洗剂、消毒方法、改变装载方法等）效果监测结果。监测结果不符合要求，应有改进记录。

（4）妥善保存设备新安装、更新、大修、检测记录。

（5）妥善保存召回记录与改进总结。

（6）留存对清洗消毒器的清洗效果采用清洗效果测试物进行监测记录，至少每年监测一次。

4. 灭菌标识要求及内容

（1）规范灭菌物品包外标识：标识内容包括物品名称、包装者姓名或代号、灭菌器编号、批次号、灭菌日期和失效日期。利于物品追溯。

（2）手术中使用灭菌包：使用者除查看包外信息标识外，应检查并确认包内化学指示卡是否合格、器械干燥和洁净度，合格后方可使用。同时将包外标识留存或记录于手术护理记录单上。

（3）包外标识可自行设计，也可使用设计好的专用灭菌包外标识：由于带有染料的化学灭菌标识，可因保存环境或留存时间发生颜色的变化，易对该无菌包灭菌质量产生质疑，故不建议粘贴在手术记录单上，如需粘贴时，应注明此标识不作为最后灭菌合格记录依据，并签字。

（4）信息管理系统：采用数字化信息系统对消毒供应中心进行管理和质量可追溯。

5. 无菌质量放行及要求

（1）清洗质量不合格的器械、器具、物品不得进入包装程序，退回去污区重新处理。对退回的器械进行登记，汇总不合格发生数量及原因，针对性解决。

（2）待灭菌物品的包装质量不合格，包括包装材料、重量体积、闭合性和密封性，不得进行灭菌程序。

（3）灭菌过程中物理监测不合格的灭菌物品视为灭菌失败，不得发放。该灭菌器不能继续使用，并应分析原因进行改进，直至监测结果符合要求。

（4）包外化学监测不合格的灭菌物品不得发放，包内化学监测不合格的灭菌物品和湿包不得使用。对不合格原因进行分析，可追溯至清洗、包装、装载、灭菌等过程记录，针对性采用改进措施。

（5）植入物的灭菌应每批次进行生物监测。生物监测合格后，方可发放。紧急情况灭菌植入物时，提前放行符合 WS 310.2 的要求。

（6）生物监测不合格时，排除生物监测假阳性后，应立即启动召回制度。

6. 建立召回制度

制定无菌物品管理召回制度，明确召回物品的程序、召回问题查找、改进及报告内容等；明确实施召回中相关部门和临床的工作流程与责任。具体方法包括如下几个方面。

（1）召回流程应书面化：①描述发出召回命令的情况；②明确能行使召回命令的人员；③明确对召回过程进行总结报告的人员。

（2）召回命令应：①包括所有处理发放的物品，直至上次生物监测合格为止；②立即与受影响的部门进行沟通，后续应发出书面命令；③通过灭菌批号信息确定应召回的物品；④明确召回命令涉及的人员或部门；⑤对召回过程中的物品按照种类和数量进行记录；⑥明确接受召回命令的人员的操作和行为（如：毁坏或返还物品）。

（3）召回报告应：①明确发出召回命令的背景；②明确改进措施，以避免类似情况的再次发生；③提供召回过程中应召回物品的数目，实际召回物品数目和比值；④为之后的问题分析及改进提供适当的确证。

二、不合格消毒灭菌物品召回制度

召回制度为无菌物品使用安全，提供了保障。避免无菌物品质量问题引发的医院内感染。物品召回是无菌物品管理工作的应急处理方案。从召回形式上可分为主动召回和被动召回。其两者问题性质有所不同。主动召回是消毒供应中心发现灭菌生物监测结果阳性问题后进行的物品召回，此类召回物品的性质，应属于质量管理和风险控制措施。被动召回，若出现患者感染问题所致的感染，此时进行召回的性质及问题处理与前者有原则区别。

（一）启动召回的原则

1. 根据 WS 310.3 规定，生物监测不合格时，应尽快召回上次生物监测合格以来所有尚未使用的灭菌物品。回收后的物品应重新清洗、消毒和灭菌处理。分析不合格的原因，改进后，生物监测连续三次合格后方可使用。

2. 同一批次灭菌物品使用中发现多个化学包内卡指示变色不合格问题。

3. 临床出现感染问题，疑似的同批次、同品种或同规格的物品（包括一次性无菌物品）。

4. 临床反应多项同批次或同品种、规格的无菌物品材料及质量不安全问题应召回。

（二）召回的步骤

1. 实施召回

（1）确认生物监测不合格后，实施主动召回，或者根据临床使用问题报告实施被动召回。同时上报相关主管部门。

（2）根据物品灭菌过程记录，发放记录查找该批次灭菌不合格物品流向。

（3）立即通知使用部门停止使用，由消毒供应中心集中回收处理。

（4）召回上次监测合格以来尚未使用的所有灭菌物品，发出或未发出的质量不合格、不安全的无菌物品。

（5）消毒供应中心的上级主管部门医务部或护理部主管领导接到"灭菌物品召回报告"后，应尽快通知临床、医技等使用部门对已经使用该期间无菌物品的患者进行密切观察，发现感染等相关迹象时，应及时给予正确、恰当的处理，并按照医院的要求将感染病例或疑似病例报感染管理部门。

（6）感染管理部门应及时协助调查与处理，并对报告病例进行统计分析，将分析结果及时汇报医院领导，以便医院能迅速作出应急反应和相应的处理。

2. 书面报告

（1）召回物品后即以书面报告的形式向消毒供应中心的上级主管部门和领导报告。

（2）报告的内容包括召回灭菌物品的时间段、数量；灭菌器的名称及编号、灭菌批次号，上次生物监测合格日期；可能使用不合格灭菌物品所涉及的部门或科室；召回的原因和改进措施建议等。

（三）召回事件发生的可能原因

需要检查灭菌过程的各个环节、查找灭菌失败的可能原因。

1. 灭菌设备的原因

（1）检查灭菌器运行中的物理参数；灭菌器做测漏实验，查找灭菌器有无漏气；检查密封圈有无破损；灭菌器阀门等部件有无问题。

（2）水电气供给管路以及排水管道等有无问题。

（3）蒸汽质量是否合格。

（4）灭菌产品厂商协助分析原因。

2. 监测耗材的原因

化学监测耗材和生物监测耗材质量是否存在过期、破损、化学染料脱落等问题。

3. 操作人员的原因

（1）生物监测操作流程，生物 PCD 制作和放置是否符合标准。

（2）物品包装是否规范，灭菌包是否过大、过重。

（3）物品装载是否规范，装载是否过满，灭菌包装载位置摆放不规范。

（四）召回事件总结

1. 召开科室质量管理小组会议，分析事件发生的原因、有关责任划分、改进措施、今后工作落实的责任人以及需上级主管部门解决的问题，最后形成书面报告。

2. 重点排查存在的问题和改进措施及建议，应从事件中总结经验，完善有关制度与措施，达到持续质量改进。

3. 将对该事件处理情况的书面报告，上报上级主管部门和医院感染管理部门负责人。

4. 召回物品按照污染物品进行处理。

第七章

突发事件应急预案

学习目的

通过本章学习，掌握消毒供应中心突发事件应急预案。

学习要点

1. 了解应急预案的重要性。

2. 熟悉问题处理原则。

3. 掌握突发事件应急流程。

本章概述

本章节主要讲述消毒供应中心各种突发事件应急预案。重点介绍了突发事件发生时紧急应对措施。

突发事件是指突然发生、造成或者可能造成安全隐患，需要采取应急处置措施可以应对的灾害、事故、公共卫生事件、工作场所危害、员工意外或受伤害等。

应急预案是指针对消毒供应中心可能发生突发事件，为迅速有序地开展应急行动而预先制订的行动方案。

一、应急预案重要性

消毒供应中心是水电气设备和特种设备集中放置的场所，设备本身具有较高危险性，出现各种故障的记录较高。它承担着全院的无菌物品供应工作，任务艰巨，出现突发事件时影响广泛，后果严重。因此，消毒供应中心对紧急情况的自如应对是至关重要的。

二、问题处理原则

1. 首问负责，首遇负责，立即处理，必须回复。

2. 处理在先，汇报在后。

3. 遇到重大险情，积极采取措施，不得离岗。

三、紧急情况的应对措施

（一）停水应急预案

1. 接到停水通知，立即告知相关人员，并通知相关科室调整手术和治疗时间，优先处理急件、要件，同时做好蓄水准备，保证急诊、重要手术器械的清洗。

2. 突然停纯化水，立即报告科室设备管理员，检查设备有无故障，查找停水原因，或与设备厂家联系，尽早排除故障。

3. 突然停自来水，立即通知医院后勤部门，协助查找停水原因，尽早排除故障，尽快恢复供水。

4. 关闭所有水龙头，以防突然来水，造成泛水和浪费；启用常规存储物品，保证供给（图 7-1、图 7-2）。

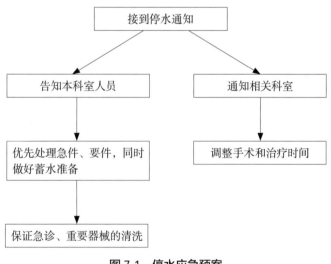

图 7-1　停水应急预案

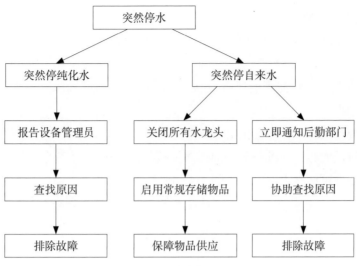

图 7-2　停水应急预案

（二）停电应急预案

1. 接到停电通知，立即告知科内相关人员并通知相关科室人员，优先处理急件、要件，做好停电准备，备好应急灯等。

2. 突然停电，立即将使用的所有设备电源关闭，开启应急灯或手电筒照明。立即通知供电部门，协助查找原因，尽早排除故障或开启应急发电系统。

3. 电力恢复后立即检查各设备能否正常使用。

4. 专人管理应急灯，定期充电放电，保证正常使用（图 7-3、图 7-4）。

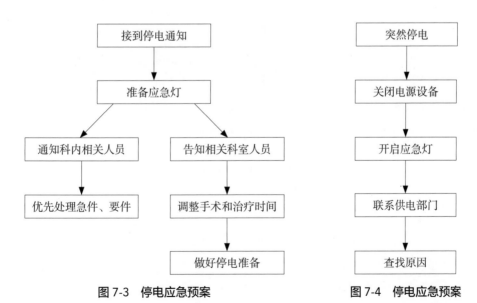

图 7-3　停电应急预案　　　　　图 7-4　停电应急预案

（三）停气应急预案

1. 接到停气通知，立即告知科内相关人员并通知相关科室人员，优先处理急件、要件。

2. 突然停气，立即将使用的所有设备电源关闭，立即通知医院供气部门，协助查找原因，尽快恢复供气。

3. 启用常规存储物品，保证供给。

4. 产生影响较大时，向医务部、护理部及相关科室报告。

5. 急件、要件可调整灭菌方式（图7-5、图7-6）。

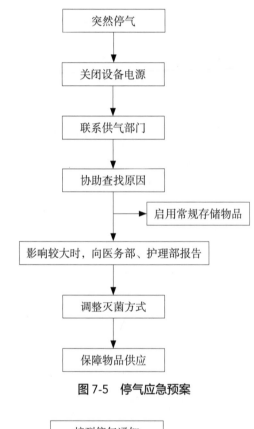

图7-5 停气应急预案

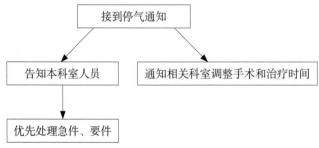

图7-6 停气应急预案

（四）火灾应急预案

1. 一旦发生火警，值班员要立即报告其他行使职能的行政部门，准确报告着火地点、部门、目前情况。根据医院指示以及火势情况再拨打119。

2. 初步判断着火原因，进行紧急处理。电起火，马上关闭总电源，然后使用干粉灭火器，忌用水扑火，以免触电；易燃物资着火，立即用灭火器或用水扑灭。

3. 所有人员立即用防火面具、湿毛巾、湿口罩或湿纱布捂住口鼻，防止窒息。

4. 火势较小，组织工作人员使用灭火器及其他方式灭火，尽量消灭或控制火势扩大。

5. 火势较大，所有工作人员应避开火源，就近疏散，统一组织，有条不紊，紧急疏散工作人员及外来人员。在保证人员安全撤离的条件下，尽快撤除易燃易爆物品，积极抢救贵重物品、设备和科研资料。

6. 协助维持秩序，为灭火救援人员、救援设备进入现场创造条件（图7-7）。

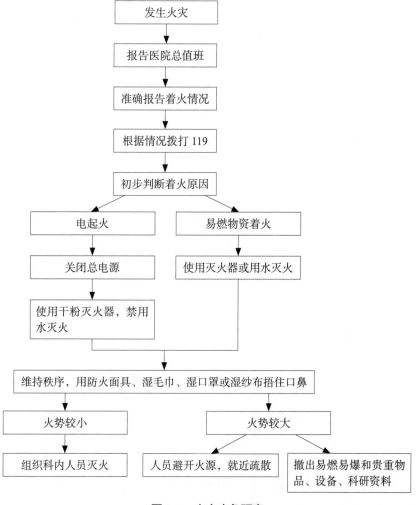

图7-7 火灾应急预案

（五）泛水应急预案

1. 遇到排污管道不通，污水返流时，立即关闭相关水阀门，停止供水。将相关污水泵控制箱电源旋转手动标示上，并按"启动"键，使排污泵启动。

2. 立即通知医院水管维修部门或医院总值班。

3. 立即查找原因，通知科室其他人员，积极采取措施，尽快找到故障部位并疏通下水管道，阻止继续泛水。

4. 组织人员在最短的时间内转移物资，防止污染清洁或无菌物品，使损失降低到最低程度。

5. 泛水停止后，应对环境进行清洁和相应的消毒处。

6. 告诫外来人员及工作人员，不可涉足泛水区域或潮湿处，必要时放置醒目标记，防止跌倒。

7. 发现设备、供水系统出现问题应及时维修，定期检修（图 7-8）。

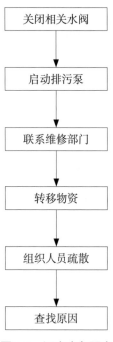

图 7-8 泛水应急预案

（六）机械清洗消毒器故障处理预案

1. 立即查找清洗失败的原因，考虑蒸汽、水压、医用清洗剂是否足够，查找原因，尽快恢复使用。

2. 短时间内无法正常使用时，立即改用其他清洗设备或手工清洗，并及时增加去污区人力，保证清洗质量。

3. 如为设备故障，立即报告科室设备管理员，通知专业维修人员。

4. 及时通知相关部门及科室，并及时作出物资、工作调整。

5. 做好相关记录（图 7-9）。

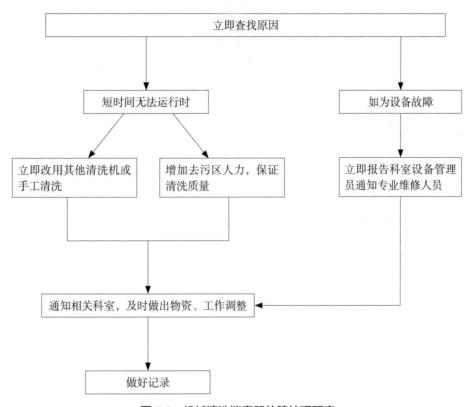

图 7-9 机械清洗消毒器故障处理预案

（七）低温等离子灭菌故障处理预案

1. 立即查找失败的原因，尽快恢复使用。

2. 如为设备故障，立即报告科室设备管理员，通知专业维修人员。

3. 短时间内无法正常使用时，立即改用其他设备灭菌。

4. 防止皮肤接触过氧化氢液体，防止灼伤。如皮肤接触后，用清水冲洗接触处至少 15 分钟，同时脱去被污染的衣服。

5. 及时通知相关部门及科室，并及时作出物资、工作调整。

6. 做好相关记录（图 7-10）。

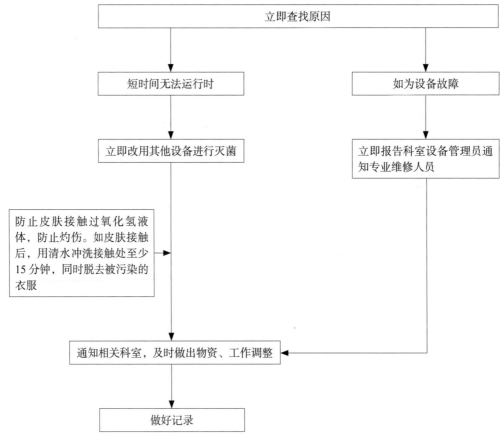

图 7-10　低温等离子灭菌故障处理预案

（八）发生环氧乙烷气体泄漏预案

1. 发现环氧乙烷气体泄漏，迅速离开现场，立即呼吸新鲜空气。

2. 启动消防排风设备，并调制最大频率，强行排风。

3. 如皮肤接触后，用清水冲洗接触处至少 15 分钟，同时脱去被污染的衣服。

4. 如眼接触液态环氧乙烷或高浓度环氧乙烷应至少使用清水冲洗 15 分钟，同时尽快就诊。

5. 专业防护后，立即查找原因，阻止气体进一步泄漏。

6. 如是设备故障，应立即停止灭菌，尽快维修。

7. 通知专业维修人员尽快到达现场，专业防护后立即查找原因，采取堵漏、吸附剂吸附、雾状水稀释、冷却等措施，阻止气体进一步泄漏而造成更大危害。

8. 做好相关记录（图 7-11）。

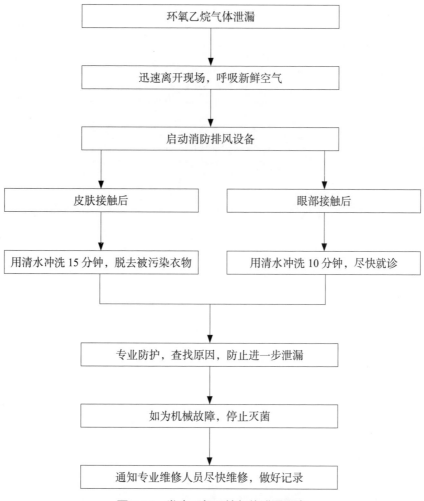

图 7-11 发生环氧乙烷气体泄漏预案

（九）灭菌失败应急预案

1. 一旦发生灭菌失败，立即通知科主任（护士长）、质量检测员、灭菌员及其他相关人员。

2. 立即查找发生失败的原因，如是灭菌的问题，应立即停发同批次所有灭菌物品，并全部召回上次监测合格以来已发放的物品，并妥善封存、登记。

3. 及时配送相应替代品到使用科室。

4. 强化各级人员的岗位职责和操作流程。

5. 及时进行灭菌设备的检修、监测。

6. 若是人为原因，追究相关人员的责任，完善实践记录（图 7-12）。

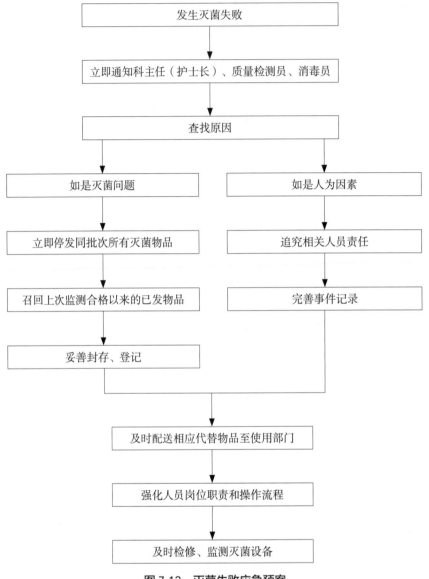

图 7-12 灭菌失败应急预案

（十）蒸汽泄漏应急预案

1. 发现泄漏时应立即停止设备的气源、水源、电源的供应。

2. 及时疏散人员，以免烫伤。一旦发生烫伤，立即离开热源，在流动水下冲 15~20 分钟，再视局部烫伤情况进行下一步处理。

3. 如为灭菌器故障，停止使用，立即通知设备维修部门查找原因，尽快维修。

4. 短时间内无法正常灭菌时，立即改用其他灭菌器或其他灭菌方法。

5. 优先灭菌急需、重要器械。

6. 通知相关部门及科室，并及时做出物资、工作调整（图 7-13）。

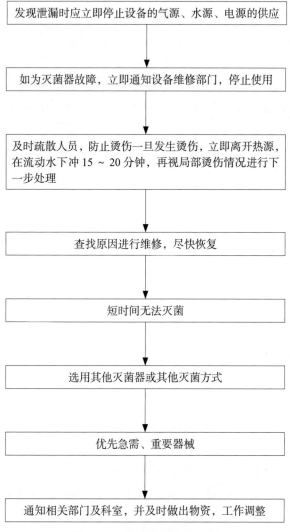

发现泄漏时应立即停止设备的气源、水源、电源的供应

如为灭菌器故障，立即通知设备维修部门，停止使用

及时疏散人员，防止烫伤一旦发生烫伤，立即离开热源，在流动水下冲 15 ～ 20 分钟，再视局部烫伤情况进行下一步处理

查找原因进行维修，尽快恢复

短时间无法灭菌

选用其他灭菌器或其他灭菌方式

优先急需、重要器械

通知相关部门及科室，并及时做出物资，工作调整

图 7-13 蒸汽泄漏应急预案

（十一）信息系统故障应急预案

1. 立即查找故障的原因，查看是否能尽快恢复使用。

2. 短时间内无法正常使用时，立即改用其他追溯方式，保障无菌物品能实现质量追溯与召回。

3. 如为设备故障，立即报告科室设备管理员，通知专业维修人员。

4. 及时通知相关部门及科室。

5. 做好相关记录（图 7-14）。

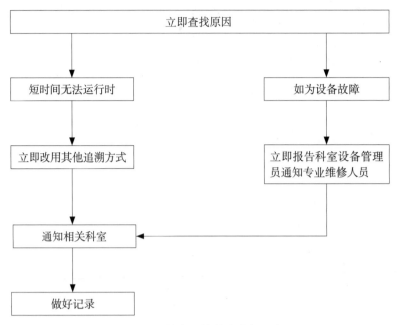

图 7-14　信息系统故障应急预案

（十二）甲醛泄漏故障预案

1. 一旦发现甲醛泄漏时，应立即停止设备的甲醛、水源、电源的供应。

2. 及时疏散人员，以免发生泄漏中毒事故。在可能的情况下，堵住泄漏源，减小甲醛泄漏影响程度和范围。

3. 中毒事故一旦发生，现场抢险人员必须佩戴过滤式防毒面具或口罩、氧气呼吸器等进行呼吸防护。

4. 如眼睛接触，立即提起眼睑，用流动清水冲洗，至少 15 分钟，就医。

5. 如皮肤接触，脱去污染衣着，用肥皂水或 5% 碳酸氢钠溶液和清水彻底冲洗皮肤，必要时就医。

6. 如吸入，迅速脱离现场至空气新鲜及流通处，保暖；保持呼吸道畅通，必要时就医。

7. 通知专业维修人员尽快到达现场，专业防护后立即查找原因，采取堵漏、中和等措施，阻止气体进一步泄漏而造成更大危害。

8. 做好相关记录（图 7-15）。

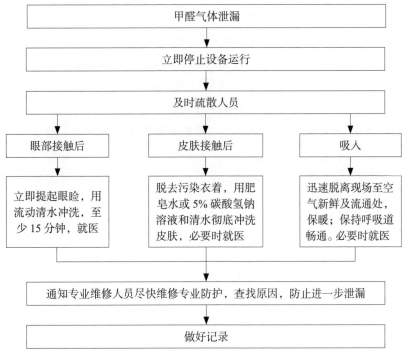

图 7-15 甲醛泄漏故障预案

（十三）封口机故障预案

1. 立即查找故障的原因，考虑封口机温度、压力、传送带等原因，尽快恢复使用。
2. 短时间内无法正常使用时，立即改用其他封口机或其他包装方式，保证包装质量。
3. 如为设备故障，立即报告科室设备管理员，通知专业维修人员。
4. 及时通知相关部门及科室，并及时作出物资、工作调整。
5. 做好相关记录（图 7-16）。

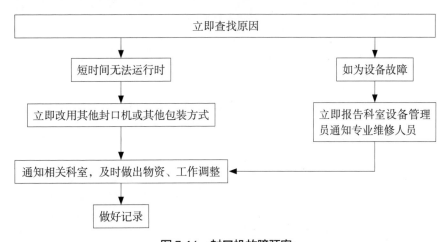

图 7-16 封口机故障预案

（十四）压力蒸汽灭菌器故障应急预案

1. 立即查看蒸汽压力、水压、气压是否足够。

2. 如为灭菌器故障，立即通知设备维修部门查找原因，尽快维修。

3. 如 B-D 实验不合格，需立即停止使用，查明原因并尽快维修。

4. 测漏实验不合格，需立即停止使用，查明原因并进行维修。

5. 短时间内无法正常灭菌时，立即改用其他灭菌器或其他灭菌方法。

6. 优先灭菌急需、重要器械。

7. 通知相关部门及科室，并及时做出物资、工作调整（图 7-17）。

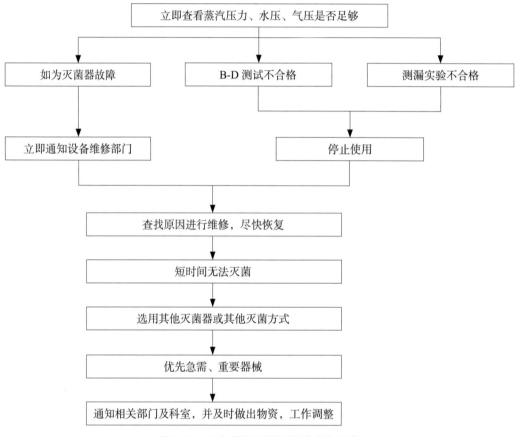

图 7-17 压力蒸汽灭菌器故障应急预案

（王璐瑶 赵云呈）

第八章

医疗废物安全管理

学习目的

通过本章学习，掌握医疗废物相关知识，从而有效的预防和控制医疗废物对人类环境与健康所产生的危害。

学习要点

1. 掌握医疗废物安全管理制度和基本原则。

2. 掌握医疗废物的分类特点，熟悉医疗废物的收集、运送、储存、处置以及监督管理等流程。

3. 掌握医疗废物处置过程中的应急预案，并能正确应用。

本章概述

本章节主要讲述医疗废物规范处置的目的及重要性。重点介绍了医疗废物的分类、收集、运送、储存、处置以及监督管理等流程，包括应急预案和应急演练，为医疗废物分段管理、各司其职、无缝隙衔接提供医疗废物管理依据。

第一节 概述

医疗废物（medical waste），是指医疗卫生机构在医疗、预防、保健以及其他相关活动中产生的具有直接或者间接感染性、毒性以及其他危害性的废物。

医疗废物管理是医院感染管理的重要组成部分，为了加强医疗废物的安全管理，防止疾病传播，保护环境，保障人体健康，根据《中华人民共和国传染病防治法》和《中华人民共和国固体废物污染环境防治法》，制定了《医疗废物管理条例》于 2003 年 6 月 4 日国务院第十次常务会议通过，2003 年 6 月 16 日中华人民共和国国务院令第 380 号公布，根据 2011 年 1 月 8 日《国务院关于废止和修改部分行政法规的决定》修订。在实际工作中医疗废物管理工作中还存在着管理制度待改善；监督体系待健全等问题，因此加强医疗废物的管理工作在控制医院感染管理过程中起着的重要作用。我们应采取具体措施加强对医疗废物的管理，不仅可以防止疾病传播、保护环境，而且可以减少医疗卫生机构医院感染发生率，达到促进人体并保持健康的目的。

一、名词解释

（一）运送

运送（transportation）指医疗废物运送者（通常也为处置者）采用专用车辆按照本规范的要求，将医疗废物从医疗废物产生单位直接送至医疗废物处置单位的集中处置场所的过程。

（二）暂时贮存

暂时贮存（temporary storage）指医疗废物产生单位和处置单位将运达的医疗废物存放于本单位内符合特定要求的专门场所或设施内的过程。

（三）交接

交接（hand over）指医疗废物产生单位将暂时贮存的医疗废物移交给废物运送者，并与运送者在《危险废物转移联单》（医疗废物专用）上签字确认的过程。

（四）周转箱（桶）

周转箱（桶）（transfercontainer/barrel）指用于盛装经密封包装的医疗废物的专用硬质容器。该容器用于医疗废物运送车运送医疗废物，使经包装的医疗废物不直接和车辆厢体接触或直接暴露于外环境，或在发生包装袋破损时起到防止废物污染车厢和外环境的作用。

（五）包装袋

包装袋（packing bag）指用于盛装除损伤性废物之外的医疗废物的初级包装，并符合一定防渗和撕裂强度性能要求的软质口袋。

二、医疗废物的种类及特点

医疗废物成分复杂，根据《医疗废物分类目录》，医疗废物主要分五类：

1. **感染性废物** 指携带病原微生物具有引发感染性疾病传播危险的医疗废物，包括被病人血液、体液、排泄物污染的物品（棉球、棉签、引流棉条、纱布及其他各种敷料、一次性使用医疗用品、一次性使用卫生用品等）、各种废弃的医学标本、血液、血清等。

2. **损伤性废物** 指能够刺伤或者割伤人体的废弃的器皿，包括医用针头、缝合针、解剖刀、手术刀、备皮刀、手术锯、载玻片、玻璃试管、玻璃安瓿及一次性使用空针、输液器、输血器的针头部分等。

3. **病理性废物** 指诊疗过程中产生的人体废弃物和医学试验动物尸体等，包括手术其他诊疗过程中产生的废弃的人体组织器官、医学实验动物的组织、尸体、病理切片后的人体组织、病理腊片等。

4. **药物性废物** 指过期、淘汰、变质或者被污染的药品包括抗生素、非处方类药品、细胞毒性药物、遗传毒性药物、疫苗、血液制品等。

5. **化学性废物** 指具有毒性、腐蚀性、易燃易爆性的废弃的化学物品，包括医学影像室、实验室废弃的化学试剂等（表 8-1）。

表 8-1 医疗废物分类目录

类别	特征	常见组分或者废物名称
感染性废物	携带病原微生物具有引发感染性疾病传播危险的医疗废物。	1. 被病人血液、体液、排泄物污染的物品,包括: ——棉球、棉签、引流棉条、纱布及其他各种敷料; ——一次性使用卫生用品、一次性使用医疗用品及一次性医疗器械; ——废弃的被服; ——其他被病人血液、体液、排泄物污染的物品。 2. 医疗机构收治的隔离传染病病人或者疑似传染病病人产生的生活垃圾。 3. 病原体的培养基、标本和菌种、毒种保存液。 4. 各种废弃的医学标本。 5. 废弃的血液、血清。 6. 使用后的一次性使用医疗用品及一次性医疗器械视为感染性废物。
病理性废物	诊疗过程中产生的人体废弃物和医学实验动物尸体等。	1. 手术及其他诊疗过程中产生的废弃的人体组织、器官等。 2. 医学实验动物的组织、尸体。 3. 病理切片后废弃的人体组织、病理腊块等。
损伤性废物	能够刺伤或者割伤人体的废弃的医用锐器。	1. 医用针头、缝合针。 2. 各类医用锐器,包括:解剖刀、手术刀、备皮刀、手术锯等。 3. 载玻片、玻璃试管、玻璃安瓿等。

续表

类别	特征	常见组分或者废物名称
药物性废物	过期、淘汰、变质或者被污染的废弃的药品。	1. 废弃的一般性药品,如:抗生素、非处方类药品等。 2. 废弃的细胞毒性药物和遗传毒性药物,包括: ——致癌性药物,如硫唑嘌呤、苯丁酸氮芥、萘氮芥、环孢霉素、环磷酰胺、苯丙胺酸氮芥、司莫司汀、三苯氧氨、硫替派等; ——可疑致癌性药物,如:顺铂、丝裂霉素、阿霉素、苯巴比妥等。 ——免疫抑制剂。 3. 废弃的疫苗、血液制品等。
化学性废物	具有毒性、腐蚀性、易燃易爆性的废弃的化学物品。	1. 医学影像室、实验室废弃的化学试剂。 2. 废弃的过氧乙酸、戊二醛等化学消毒剂。 3. 废弃的汞血压计、汞温度计。

说明:

一次性使用卫生用品是指使用一次后即丢弃的,与人体直接或者间接接触的,并为达到人体生理卫生或者卫生保健目的而使用的各种日常生活用品。

一次性使用医疗用品是指临床用于病人检查、诊断、治疗、护理的指套、手套、吸痰管、阴道窥器、肛镜、印模托盘、治疗巾、皮肤清洁巾、擦手巾、压舌板、臀垫等接触完整黏膜、皮肤的各类一次性使用医疗、护理用品。

一次性医疗器械指《医疗器械管理条例》及相关配套文件所规定的用于人体的一次性仪器、设备、器具、材料等物品。

医疗卫生机构废弃的麻醉、精神、放射性、毒性等药品及其相关的废物的管理,依照有关法律、行政法规和国家有关规定、标准执行。

第二节　医疗废物管理制度及职责

一、建立医疗废物规章制度的基本原则

1. **权威性原则**　遵循国家级相关法律、法规,《医疗废物管理办法》《医疗废物管理条例》、院感染科《医疗废物管理文件汇编》和医院管理相关制度,符合医院感染预防和控制要求,根据医院医疗废物产生的特点、运输、存储的要求,保证医疗废物在院内管理合乎要求。

2. **科学性原则**　医疗废物的规章制度符合法律法规,根据医疗废物的管理条例制定本单位的规章制度,并细化为工作岗位操作规程。

3. **实用性原则**　制定的规章制度对医疗废物的收集、运输、暂存有工作质量标准和流程指导意义。

4. **指导性原则**　规章制度应根据实行的效果,定期进行补充和修订,不断地提升质量标准。

二、医疗废物管理制度

医疗废物行政管理制度

（一）医疗废物管理制度

1. 医院院长为医院医疗废物管理的第一责任人，各科室主任负责本科室医疗废物的安全管理。

2. 医院指定部门负责全院医疗废物的统一管理，配备符合《医疗废物专用包装物、容器和警示标志标准》中包装物或容器的规定，指定专人负责收集、运送医疗废物，负责医疗废物暂时储存地的管理并办理与医疗废物集中处置单位的交接签字，专职运送、暂存处人员的管理，防护用品的配备、体检等。

3. 医院感染管理科制定医疗废物管理制度，负责医疗废物管理的业务指导、监督检查、人员培训及职业安全防护知识的培训。

4. 医务处、护理部负责检查指导各科室医疗废物的分类、收集及安全管理。

5. 各科室负责对本科室所产生的医疗废物严格按卫健委和环境保护部联合下发的《医疗废物分类目录》进行正确分类。根据医疗废物类别，分别置于符合规定的包装物或容器内。当盛装医疗废物达到包装物或容器的 3/4 时，应当使用有效的封口方式使封口紧实、严密。包装物或容器的外表面被感染性废物污染时应当对被污染处进行消毒处理或者增加一层包装。将填写好医疗废物中文标签系在包装物或容器上并放在科室指定的医疗废物暂时存放地。

（二）医疗废物交接管理制度

1. 严格遵守《医疗废物管理条例》，执行危险废物转移联单制度。

2. **医院内部收集医疗废物交接规定**

（1）各部门应定人或定班负责与废物收集人员进行交接。

（2）医疗废物运送人员每天按照规定的时间和路线收集运送医疗废物，在运送医疗废物时，应防止造成包装物或容器破损和医疗废物的流失、泄漏和扩散，并防止医疗废物直接接触身体。

（3）当专职收集人员到达各部门时，部门管理人员应将完好无损的包装袋（否则就加一层包装）交给专职收集人员，当面称重量。填写记录单，内容包括日期、医疗废物名称、科室、重量等内容，贴在包装外。

（4）交接时，专职人员必须检查包装袋或容器的标识，标签及封口是否符合要求，有无渗漏等情况，不得将不符合要求的医疗废物运送至《医疗废物暂存处》。

（5）交接时应填写交接联单，内容包括：日期、科室、种类、重量或数量、交接时间等。

（6）交接联单填写后，由双方核对确认后签名，资料保存至少 3 年。

（7）专职收集人员另外登记一份，每日作全院各类废物统计，月底汇总。

3. **医疗废物离院交接规定：**

在每次医疗废物交给指定单位时，应填写危险废物转移联单，按规定登记医疗废物的来源、种类、重量、交接时间，车牌号、并有双方签名。月底将第一联和第二联交医院感染管理科，由医院感染管理科将第二联送区环保局，第一联由医院感染管理科保存至少3年。

（三）医疗废物消毒隔离制度

1. 医疗废物暂存地应有专人管理，暂存地应严密封闭，防鼠、防蚊蝇、防蟑螂及防渗透、防雨水冲刷，避免阳光直射。

2. 对传染病人使用后的医疗废物应分开单独放置。

3. 医疗废物转运车在病房运输过程中，工作人员不得戴着污染的手套按电梯按钮或接触任何清洁面。转运结束后用有效含氯量 500 ~ 1 000mg/L 的含氯消毒液对电梯内部表面进行消毒处理，并采用紫外线灯照射 30 分钟进行环境消毒。

4. 医疗废物中病原体的培养基和菌种、毒种保存液、废弃的血标本等高危险医疗废物在交医疗废物集中处置前必须就地进行灭菌无害化处理。

5. 对传染病人或疑似传染病人的排泄物污染的环境使用 1 000mg/L 的含氯消毒剂，喷洒消毒地面。

6. 运送医疗废物的车辆每日清运工作结束后，用含有效氯 1 000 ~ 2 000mg/L 含氯消毒剂或 0.5% 过氧乙酸对运送车辆进行喷洒消毒。

7. 每日医疗废物转出后对暂存地进行消毒，用含有效氯 1 000 ~ 2 000mg/L 含氯消毒剂喷洒，作用 30 ~ 60 分钟，或 0.5% 过氧乙酸喷洒，作用 30 分钟。

8. 对医疗废物包装物表面被污染时要立即采用 2 000mg/L 的含氯消毒剂喷洒消毒或加套包装并封口。

9. 工作人员每次收集或转运医疗废物后立即进行手卫生消毒，手消毒时，使用肥皂或皂液，按七部洗手法消毒。

10. 定期监督评测消毒效果。

（四）医疗废物职业防护制度

1. 认真执行国家法律、法规、规章制度和有关规范性文件的规定，熟悉医院制定的医疗废物管理的规章制度、工作流程、各项工作要求及安全防护知识。

2. 从事医疗废物分类、收集、运送及暂存处的工作人员应注意加强个人的安全防护，采取相应的防护措施，严防发生职业暴露。

3. 严格掌握医疗废物分类、收集、运送及暂时贮存的正确方法和操作程序。

4. 在进行分类收集、运送工作时必须戴口罩、帽子、胶皮手套、穿立领分体式工作服，严密遮盖自己的衣物，必须穿防水胶鞋。

5. 防止医疗废物直接接触身体，工作人员应做好个人防护，配备必要的个人防护设施，防止自身感染。

6. 医疗废物分类收集、运送、暂时贮存和处理时不得吸烟和饮食。

7. 每次收集或转运医疗废物后立即进行彻底的手清洗和消毒，必要时洗澡。手部污染时，应立即用洗手液洗手并冲洗干净，再外用消毒液消毒，必要时根据实际情况服用相关药物抗感染。

8. 从事医疗废物分类收集、运送、暂时贮存和处理等工作人员、管理人员应定期进行健康检查，必要时对有关人员进行免疫接种，防止其受到健康损害。

9. 医疗废物分类、收集、运送及暂存处的工作人员在工作中发生被医疗废物刺伤、擦伤、污染等职业暴露与伤害时，应当采取相应的措施，并严格按照《医务人员职业暴露处理流程》进行上报和处理。

（五）医疗废物管理处罚制度

根据卫健委《医疗卫生机构医疗废物管理办法》《医疗废物行政处罚办法》的罚则制订医疗废物管理的处罚制度。

1. 未对医疗废物进行分类收集的或分类收集后未贴中文标识的，未将医疗废物按类别分置于专用包装物或者容器的，处 5 000 元以下的罚款。

2. 随便丢弃医疗废物和在非储存地点倾倒、堆放医疗废物或者将医疗废物混入其他废物和生活垃圾处者 5 000 元以上 1 000 元以下的罚款。

3. 将医疗废物交给或委托给未取得经营许可证的单位或者个人收集、运送、储存、处置的处 5 万元以下的罚款。

4. 对传染病病人或疑似传染病病人产生生活垃圾，未按照医疗废物进行管理和处理的处 500 元以上 1 000 元以下的罚款。

5. 发生医疗废物流失、泄漏、扩散和意外事故未采取紧急处理措施或未及时向主管部门报告的处 1 万元以上 3 万元以下的罚款。

6. 医疗废物处置人员未做好安全防护工作的处 200 元以上 5 000 元以下的罚款。

7. 使用的医疗废物运输工具不符合要求的处 500 元以下的罚款。

8. 对使用后的医疗废物运送工具未在指定地点及时进行清洁和消毒的处 2 000 元上 5 000 元以下的罚款。

9. 未对医疗废物进行登记或者未保存登记资料的处 2 000 元以上 5 000 元以下的罚。

10. 未对污水、传染病病人和疑似传染病病人的排泄物进行严格消毒，或未达到国家规定的排放标准、排入污水处理系统的处 5 000 元以上 1 万元以下的罚款。

医疗废物岗位管理制度

（一）消毒供应中心医疗废物管理制度

1. 工作人员在收集医疗废物时应戴口罩、帽子、穿工作衣、戴防护手套。

2. 环氧乙烷灭菌使用后的气罐按医疗废物处理。

3. 废弃的一次性医用包装材料、清洗用具和防护用品一律按医疗废物处理。

4. 处理特殊感染器械所产生的医疗废物应使用专门收集容器进行盛放，并明确注明科室、废物名称、感染病原体名称、日期。

5. 将医疗废物按要求进行分类存放，使用正确方法封口。锐器盒使用时间不超过 24 小时，在使用完毕后及时封闭开口处。所有医疗废物应注明科室、废物名称、日期；容量不超过 3/4。

6. 去污区产生的废物均视为医疗废物，并以医疗废物进行处理。

7. 处理玻璃废弃物、一次性锐利器械时应做好自我防护，防止损伤。

8. 医疗废物应由专人负责交接，交接时与医疗废物回收员实行双签字。

9. 盛放医疗废物时认真检查容器的密封性及完整性，防止发生医疗废物、流失泄漏、扩散等意外事件。

10. 医疗废物应在规定时间之内收集整理，并在固定位置暂存，有明确警示标识。

11. 禁止转让、买卖医疗废物。

12. 管理人员或院感监控员应定时进行检查，发现问题及时解决。

13. 管理人员应做好工作人员医疗废物处理相关知识的培训。

（二）医疗废物产生地人员工作制度

1. 严格按照卫健委《医疗卫生机构医疗废物管理办法》，卫健委、环境保护部联合下发的《医疗废物分类目录》正确分类，按医疗废物类别分置于符合规定的包装物或容器内；

2. 在盛装医疗废物前应当对医疗废物包装物或者容器进行认真检查，确保无破损、渗漏和其他缺陷。

3. 盛装的医疗废物达到包装物或者容器的 3/4 时，应当使用有效的封口方式，使包装物或容器的封口紧实、严密，认真填写医疗废物标示卡相关内容，将标识卡粘贴于医疗废物包装物或者容器醒目处。

4. 包装物或者容器的外表面被感染性废物污染时，应当对被污染处进行消毒处理或者增加一层包装，保障外层是清洁的。

5. 放入包装物或者容器内的感染性废物、病理性废物、损伤性废物不得取出。

6. 指定专人负责监管防止丢失，每日与医疗废物收集人员交接并做好签字，资料保存 3 年。

7. **注意事项** 在处置过程中要放置职业暴露；工作人员要有防护意识并正确使用防护用品；做好手卫生。

（三）医疗废物清运人员工作制度

1. 暂存地的工作人员严格执行个人防护措施：戴口罩、帽子、手套、穿立领分体式工作服及工作鞋，穿防渗漏围裙，冲洗消毒运送车辆时应穿长筒雨鞋。

2. 严格执行医疗废物内部交接、签字制度，不可代签字或不双签字，履行消毒隔离及登记制度，并妥善保存资料至少 3 年。

3. 清运人员收运时应当检查包装物或者容器的标识、标签及封口是否符合要求，外包装及容器不符合要求的医疗废物不予以接受。收入包装、容器内的医疗废物不得开包取出。

4. 清运人员按指定收运路线、时间收运，不可跳科收取以防落收。

5. 清运车不能堆积过高，密闭收运。

6. 在运送医疗废物时，应当防止造成包装物或容器破损和医疗废物的流失泄漏和扩散，并防止医疗废物直接接触身体，严防发生职业暴露。

7. 运送医疗废物的清运车辆每半日清运工作结束后，用含有效氯 2 000mg/L 含氯消毒剂或 0.5% 过氧乙酸对运送车辆进行喷洒消毒，作用 > 60 分钟，并做好消毒记录。

8. 认真填写医疗废物登记表与医疗废物产生科室人员进行交接签字。

9. 运送至暂存处与暂存处人员交接医疗废物。

10. 工作人员在工作中发生被医疗废物刺伤、擦伤等伤害时，应当采取相应的处理措施，并及时向所在科室、院感科报告。

三、医疗废物培训制度

根据《医疗废物管理条例》《医疗卫生机构医疗废物管理办法》的规定，对本机构工作人员进行全员培训，定期组织学习医疗废物处理相关法律和专业技术、安全防护以及紧急处理等知识，并达到以下要求：

1. 掌握《医疗废物管理条例》及其相关的国家颁布法律、法规等规范性文件的规定，并熟悉本机构制定的医疗废物管理的规章制度、掌握工作流程和各项工作要求。

2. 医疗废物正确的分类收集、运送、暂时贮存的正确方法和操作程序。

3. 掌握医疗废物分类中的安全知识、专业技术、职业卫生安全防护等知识。

4. 掌握在医疗废物分类收集、运送、暂时贮存及处置过程中预防被医疗废物刺伤、擦伤等伤害的措施及发生后的处理措施。

5. 掌握发生医疗废物流失、泄漏、扩散和意外事故情况时的紧急处理措施。

（一）医疗废物管理人员及相关工作人员培训制度

1. **培训目的**　通过培训提高全体医护员工对医疗废物管理工作的认识，加强环保意识和自身防护意识，从而有效地预防和控制医疗废物对人体健康和环境所产生的危害，进一步保障人类健康。

（1）医疗废物管理的专（兼）职人员（物业公司员工）。

（2）全院各科室医、护、药、技、工勤等全体人员。

（3）新上岗职工、进修医生及护士、实习医生及护士等。

2. 主要培训内容

（1）医疗废物管理的重要性和必要性。

（2）国家相关法规及医疗废物管理规定。

（3）医疗废物管理专（兼）职人员职责与责任。

（4）医疗废物分类收集方法和工作要求。

（5）医疗废物内部运收工作程序。

（6）医疗废物转交手续及登记制度。

（7）医疗废物分类收集、运送、暂时贮存过程中工作人员职业卫生安全自身防护措施。

（8）发生医疗废物流失、泄漏税、扩散时报告处理制度及意外事故紧急处理措施。

3. 培训方式

（1）下发有关国家法规及医疗废物管理规定和本院医疗废物管理实施办法和相关制度，供全院医护员工自学或部门负责人组织学习。

（2）对保洁人员一年1～2次集中培训及不定期现场指导培训。

（3）对各科室进行每月考核，现场督导

（4）每年一次对新上岗、进修调入人员进行培训。

4. 医疗废物培训制度

（1）制定并落实关于医疗废物管理条例培训计划：

1）要求全院职工掌握国家相关法律法规的规章和有关规范性的文件，熟悉本机构制定的医疗废物管理的规章制度、工作流程和各项工作要求。

2）要求全院职工掌握医疗废物的分类、收集、运送的正确方法和操作程序。

3）掌握医疗废物分类中的安全知识、专业技术，职业卫生安全防护等知识。

4）要求全院职工掌握发生医疗废物流失、买卖和意外事故情况时的紧急处理措施。

（2）按照医疗废物管理办法，要求医疗废物禁止转让买卖，禁止将医疗废物混入其他废物和生活垃圾，特制定医疗废物发生流失、买卖、意外事故等情况的紧急处理措施和报告制度：

1）医疗废物发生意外时，应由各科主任和护士长立即向医院主管院长汇报。

2）由各科主任或护士长确定流失买卖医疗废物的类别、数量、发生时间、影响范围及严重程度。

3）医院组织有关人员对医疗废物发生意外情况进行现场处理，减少对环境的影响。

4）对发生大医疗废物发生意外时，应向上级主管部门进行报告，协助解决。

（二）医疗废物处置人员培训制度

1. **培训对象** 全院医疗废物处置人员。

2. **培训方式** 讲座、座谈、观看宣传片、网上学习等，以现场讲课为主，宜图文并茂、现场演示。

3. **培训时间** 每年不少于1次的培训，人员调动时，需要重新进行培训，培训考核合格后方可上岗。

4. **培训内容**

（1）预防和控制医院感染的目的、意义。

（2）预防和控制医院感染的基础卫生学。

（3）消毒隔离基本知识。

（4）清洁程序及清洁方法。

（5）相关消毒药械的正确使用。

（6）手卫生。

（7）职业安全与个人防护。

（8）医院废物管理。

四、工作职责

（一）医疗废物管理委员会职责

1. 依照有关政策法规，规定医疗机构内医疗废物管理制度并组织实施。

2. 定期对医疗废物管理工作进行考核、评价。

3. 负责发生医疗废物流失泄漏扩散意外事故时的应急处理及各部门的协调工作。

4. 负责指导、检查医疗废物分类收集、运送、暂时贮存及机构内处置过程中职业卫生安全防护工作。

5. 负责组织有关医疗废物管理的培训工作。

6. 负责有关医疗废物登记和档案资料的管理。

7. 负责及时分析和处理医疗废物管理中的质量问题。

（二）医疗废物管理监管职能部门职责

1. 负责指导、检查医疗废物分类收集、运送、暂时贮存及机构内处置过程中各项工作的落实情况。

2. 详细登记医疗废物的来源、种类、数量或者重量，交接时间、最终去向以及经办人签名等项目，资料至少保存三年。

3. 采取有效措施，防止医疗废物流失、泄漏、扩散。发生医疗废物流失、泄漏、扩散等突发事件时，应立即采取减少危害的紧急处理措施，同时向上级主管部门报告。

4. 每日清运工作结束后对暂存地的环境及容器进行清洁消毒。

5. 保持暂存处的标识符合卫健委《医疗卫生机构医疗废物管理办法》的要求。

（三）医疗废物暂存地管理人员职责

1. 认真检查收集回来的医疗废物及包装容器是否符合要求，标识是否清晰，不符合要求者不予以接收、存放。

2. 做好医疗废物暂存地的清洁消毒工作。

3. 做好个人防护。

4. 做好与特种垃圾回收站的交接工作，并做好详细记录。

5. 定期召开医疗废物管理的有关会议，讨论解决医疗废物管理过程中存在的问题。

6. 定期对医疗废物管理监控职能部门的工作进行考评。

（四）医疗废物产生地工作人员职责

1. 医疗废物产生地点的工作人员必须严格执行医疗废物管理制度。严格区分生活垃圾和医疗废物，不得混放，做到日产日清。

2. 在诊疗过程中处理医疗废物时严格按照医疗废物管理要求分类、毁形、浸泡、消毒。焚烧废物按危险程度要求分类置于规定的废物包装物或容器中封扎。

3. 隔离的传染病病人或者疑似传染病病人产生的医疗废物使用双层包装物，并及时密封。

4. 盛装的医疗废物达到包装容器的3/4时，应使用有效的封口方式，使包装物或者容器的封口紧实、严密。

5. 放入包装物或者容器内的感染性废物、病理性废物、损伤性废物等不得取出。

6. 在每个包装物或者容器上应标注医疗废物产生科室或部门、产生日期、类别及需要的特别说明等。

（五）医疗废物收集、运送工作人员职责

1. 严格遵守科学的职业防护。

2. 回收前检查医疗废物分类及包装是否符合要求，不符合要求，拒绝回收。

3. 配备专业密封的收集车辆，按规定的路线运转，并与暂存处工作人员进行交接和登记、签名。

4. 运送人员在运送过程中应防止包装物或容器破损，避免造成医疗废物流失泄漏扩散。

5. 如发现医疗废物流失泄漏扩散时，立即上报，并按有关规定处理。

6. 每天运送工作结束后，应当对运送工具及时进行清洁和消毒。

第三节　医疗废物的处理

一、医疗废物的处理流程

（一）感染性废物处理方法

1. 废物产生后放入有明显标识的医用废物袋后，由专人定时、定路线用防渗漏、防遗洒的专用桶收集到医院医疗废物暂存点，再由本市指定医疗废物处置单位集中处理。

2. 各种病原体的培养基、标本和菌种、毒种保存液等高危废物，在产生地点进行压力蒸汽灭菌或其他消毒方法消毒，然后按感染性废物处理。

3. 隔离的传染病人或疑似传染病人产生的具有传染性排泄物，按照国家规定严格消毒，达到国家规定排放标准后方可进入污水处理系统；隔离的传染病人或疑似病人产生的医疗废物使用双层包装物并及时密封后按感染性废物处理。

（二）损伤性废物处理方法

产生后立即放入防刺、防渗漏的硬质容器后并放入有明显标识的医用废物袋中，由专人定时收集于医院医疗废物暂存点，再由本市指定医疗垃圾处置单位集中处理。

（三）病理性废物处理方法

小件病理性废物按感染性废物处理，较大或大件的病理性废物送殡仪馆焚烧。（由产生科室分类收集——交由专职人员登记签名——由专职人员送至医疗废物暂存处冰柜内——交由医疗废物处置中心处置）

（四）药物性废物处理方法

由药房设专人管理，存入不合格药品区，及时上报药品管理部门，并按药品监督管理部门的意见处理，处理过程应有详细记录。

（五）化学性废物处理方法

用专用贮存桶贮存到一定量后交由本市指定的专门机构处理。

（六）含有汞的体温计、血压计报废时，交专门部门统一处理

废弃的消毒剂处理：含氯消毒剂可直接倒入下水道；2% 的戊二醛需与等量的 25% 的氨水中和后再倒入下水道，由污水处理系统进一步处理。

（七）使用后的输液瓶不属于医疗废物

使用后的各种玻璃（一次性塑料）输液瓶（袋），未被病人血液、体液、排泄物污染的，不属于医疗废物。

二、医疗废物的收集转运

（一）医疗废物产生地要求

根据国务院《医疗废物管理条例》及卫健委《医疗卫生机构医疗废物管理办法》的规

定，按照以下工作要求，及时分类收集医疗废物：

1. 感染性废物、病理性废物、损伤性废物、药物性废物及化学性废物不能混合放置。少量的药物性废物可以混入感染性废物，但应当在标签上注明。

2. 一次性使用医疗用品、一次性使用卫生用品及一次性医疗器械、被病人血液、体液、排泄物污染的物品，棉球、棉签、引流棉条、纱块及其他各种敷料物被视为感染性废物。

3. 将医疗废物置于黄色医疗废物袋或箱内，将放射性废物（放射源、同位素等）置于红色医疗废物袋内。

4. 在盛装医疗废物前，应当对医疗废物包装物或者容器进行认真检查，确保无破损、渗漏和其他缺陷。

5. 盛装的医疗废物达到包装物或者容器的3/4时，应当使用有效的封口方式，使包装物或者容器的封口紧实、严密。

6. 传染病病病人或者疑似传染病病人产生的医疗废物应当使用双层包装物，并及时密封。

7. 放入包装物或者容器内的感染性废物、病理性废物、损伤性废物不得取出。

8. 盛装医疗废物的每个包装物、容器外表面应当有警示标识，在每个包装物、容器上应当标识中文标签。中文标签的内容包括：医疗废物产生单位、类别、日期及需要的特别说明等。

9. 科室指定专人负责医疗废物的分类收集、登记、交接工作。

10. 医疗废物交接记录资料至少保存三年。

（二）医疗废物运送人员要求

1. 运送人员在运送医疗废物前，应当检查包装物或者容器的标识、标签及封口是否符合要求，不得将不符合要求的医疗废物运送至暂时贮存地点。

2. 运送人员在运送医疗废物时，应当防止造成包装物或容器破损和医疗废物的流失、泄漏和扩散，并防止医疗废物直接接触身体。

3. 运送医疗废物应当使用防渗漏、防遗撒、无锐利边角、易于装卸和清洁的专用运送工具。

4. 医疗废物运送人员应当与科室医疗废物管理者做好交接记录，并签字。

5. 每天运送工作结束后，应当对运送工具及时进行清洁和消毒。

三、医疗废物暂存

医疗卫生机构应当建立医疗废物的暂时贮存设施、设备，不得露天存放医疗废物。医疗废物的暂时贮存设施、设备，应当远离医疗区、食品加工区和人员活动区以及生活垃圾存放场所，并设置明显的警示标识和防渗漏、防鼠、防蚊蝇、防蟑螂、防盗以及预防儿童接触等安全措施。

（一）暂存点的内部要求

1. 内部制度应上墙，一是医疗废物处置制度，二是医疗废物内部管理制度，三是相关的应急预案等，张贴上墙。

2. 医疗废物按要求严格分类，如有疑问，请及时咨询或者咨询各院医疗废物专（兼）职管理人员。

3. 暂存处根据各单位医疗废物产生量设置周装箱（桶），并应加盖密闭，不得随地散放、遗漏。

4. 完善医疗废物登记台账，"医疗废物登记本"详细进行医疗废物入库、出库记录，各院根据情况，自行酌定。

5. 基本设施设备主要有：①紫外线灯管；②如果是木门或是有较大缝隙，最下面应钉上至少30cm的铁皮防鼠板；③纱窗；④排风扇；⑤工作人员的围裙手套水靴等，防职业暴露。

（二）暂存点的管理要求

1. 医疗废物暂时贮存的时间不得超过2天。

2. 医疗废物的暂时贮存设施、设备应当定期消毒和清洁。

（三）运送和处置

1. 处置单位在运送医疗废物时必须使用固定专用车辆，由专人负责，并且不得与其他医疗废物混装、混运。

2. 运送时间应错开上下班高峰期，运送路线要避开人口稠密地区；运送车辆每次卸载完毕，必须使用0.5%过氧乙酸喷洒消毒。

3. 终末处置按照国家相关标准和条例执行。

第四节 医疗废物管理应急预案

一、医疗废物处置过程中突发事故应急预案

（一）医疗废物处置过程中刺伤应急预案

1. **应急因素** 工作人员在处置尖锐类的医疗废物时，需小心操作，防止职业暴露；当锐器盒内锐器装放不当或太满，需要重新整理时，应小心操作，防止被刺伤。

2. **应急准备** 接触锐器时，应做好职业防护，避免徒手操作接触锐器；接触锐利器械时，可借助具有保护性的手套和具有夹持功能的工具进行锐利器械的整理。

3. **应急反应** 一旦发生针刺伤或锐器刺伤时，5s内就地在伤口处由近心端向远心端推挤1分钟，如戴有手套，应先将手套迅速脱去：

医疗废物分类收集图

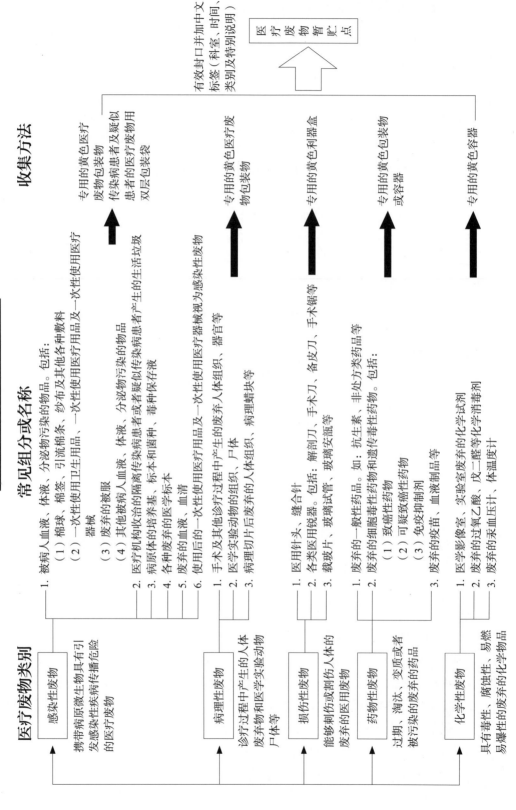

医疗废物类别

感染性废物
携带病原微生物具有引发感染性疾病传播危险的医疗废物

病理性废物
诊疗过程中产生的人体废物和医学实验动物尸体等

损伤性废物
能够刺伤或割伤人体的废弃的医用锐器

药物性废物
过期、淘汰、变质或者被污染的废弃的药品

化学性废物
具有毒性、腐蚀性、易燃易爆性的废弃的化学物品

常见组分或名称

1. 被病人血液、体液、分泌物污染的物品。包括:
   (1) 棉球、棉签、引流棉条、纱布及其他各种敷料
   (2) 一次性使用卫生用品、一次性使用医疗用品及一次性使用医疗器械
   (3) 废弃的被服
   (4) 其他被病人血液、体液、分泌物污染的物品
2. 医疗机构收治的隔离传染病病人或者疑似传染病病人产生的生活垃圾
3. 病原体的培养基、标本和菌种、毒种保存液
4. 各种废弃的医学标本
5. 废弃的血液、血清
6. 使用后的一次性使用医疗用品及一次性使用医疗器械视为感染性废物

1. 手术及其他诊疗过程中产生的废弃的人体组织、器官等
2. 医学实验动物的组织、尸体
3. 病理切片后废弃的人体组织、病理蜡块等

1. 医用针头、缝合针
2. 各类医用锐器。包括:解剖刀、手术刀、备皮刀、手术锯等
3. 载玻片、玻璃试管、玻璃安瓿等

1. 废弃的一般性药品。如:抗生素、非处方类药品等
2. 废弃的细胞毒性药物和遗传毒性药物。包括:
   (1) 致癌性药物
   (2) 可疑致癌性药物
   (3) 免疫抑制剂
3. 废弃的疫苗、血液制品等

1. 医学影像室、实验室废弃的化学试剂
2. 废弃的过氧乙酸、戊二醛等化学消毒剂
3. 废弃的汞血压计、体温计

收集方法

专用的黄色医疗废物包装袋
传染病患者及疑似患者的医疗废物用双层包装袋

专用的黄色医疗废物包装物等

专用的黄色利器盒

专用的黄色包装物或容器

专用的黄色容器

有效封口并加中文标签(科室、时间、类别及特别说明)

医疗废物暂贮点

（1）伤者选择就近水池，使用流动水边冲洗伤口，边推挤伤口，整个过程持续 3～5min。

（2）用无菌棉棒蘸取 75% 乙醇或 0.5% 碘伏，以伤口为中心，由内向外消毒三遍。

（3）消毒伤口 30s 后，评估伤口是否需要包扎，若伤口创面较小较浅可不进行包扎，创面深大时，可由其他工作人员协助进行包扎。

（4）将事情经过及职业暴露情况上报院感科和其他相关管理部门。

（5）调取病人病历资料，核实患者带病情况，若带病时根据病种接种疫苗和实施相应的干预措施，未带病时持续观察职业暴露人员的身体健康情况。

（6）如无法追溯使用者情况，应在 24 小时之内抽血化验常规传染病项目检查，必要时应采取预防性治疗措施。

4. **应急恢复**

（1）管理人员组织人员讨论、分析事件发生的原因，并提出整改措施。

（2）持续关注职业暴露人员的身体及心理状况，必要时给予心理辅导与安慰。

（二）突发疫情产生特殊医疗废物时应急预案

1. **应急因素** 当医院内突发不明原因传染疾病时，应高度重视并严格管理由此产生的医疗废物。

2. **应急准备**

（1）特殊医疗废物应有专用隔离放置区域。

（2）准备专用的运送工具及专用的运送通道。

3. **应急反应**

（1）一旦产生特殊疫情的医疗废物，工作人员应穿一体式隔离衣，戴好防护面罩和手套处理此类医疗废物。

（2）盛放医疗废物的容器应牢固耐用，必要时使用双层医疗废物袋，并设置醒目的标识。

（3）此种医疗废物应隔离放置，尽快进行彻底的处理。

（4）运送时，保证封口严密，无外泄，并使用专用通道进行转运。

4. **应急恢复**

（1）对运送工具及通道进行针对性的清洁消毒处理。

（2）工作结束后，做好个人防护。

（3）严格记录产生医疗废物的种类、数量、时间、场所及处置人员等信息，并存档备案。

（三）医疗废物量突发增多时应急预案

1. **应急因素**

（1）医院内就诊病人数量突然急剧增多时，产生大量医疗废物。

（2）医院内医疗废物暂存处不能满足医疗废物产量时。

2. 应急准备

（1）医院内医疗废物集中暂存处面积应与医院的规模相适应。

（2）医院内应常规准备两处以上的医疗废物暂存处，以便在空间不足时，启动备用暂存处。

3. 应急反应

（1）发生医疗废物数量增多或暂存处存储空间不足时，应及时上报主管部门。

（2）主管部门应尽快启用备用暂存处。

（3）主管部门立即协调运送车，尽快转移或运送走医疗废物。

（4）主管部门尽快调查医疗废物突然增多的原因及范围。

（5）根据调查结果制定紧急运送及处理医疗废物的方案，协调好相关人员的工作时间与运送车的安排，保证医疗废物规范储存与及时转运。

4. 应急恢复

（1）清洁、消毒处理医疗废物备用暂存处。

（2）记录事件的经过、原因、采取的措施和结果。

二、医疗废物储存及运送过程中突发意外情况应急预案

（一）医疗废物流失、遗失应急预案

1. 应急因素

（1）医疗废物收集后在公共场所或敞开式场地暂存时。

（2）医疗废物运输过程中，无人看管或看护不周时。

（3）医疗废物分类错误、交接不清、标识不清或错误时。

（4）有人恶意盗窃医疗废物。

2. 应急准备

（1）医疗废物应妥善保存，密闭存放，暂存位置固定，有专人负责看管。

（2）医疗废物在运输过程中，运送人员不得离开运送车或其他运送工具。

3. 应急反应

（1）当医疗废物发生流失、遗失时，当事人员应尽快上报管理部门。

（2）管理部门及时组织人员封锁出口及出事区域，追查流失、遗失的医疗废物。

（3）院感科或相关管理部门调查流失、遗失医疗废物的类别、数量、发生时间、影响范围及严重程度，制定相应的处理方案，并详细记录在案。

（4）48小时之内未寻回流失、遗失的医疗废物，应上报上级行政部门、环境保护行政主管部门。调查处理工作结束后，将结果上报管辖机构。

（5）如发生因医疗废物管理不当所致1人以上死亡或者3人以上健康损害，需要对致

病人员提供医疗救护和现场救援时，应在 12 小时内向上级行政主管部门报告，并采取紧急处理措施。

（6）如发生因医疗废物管理不当导致 3 人以上死亡或者 10 人以上健康损害，需要对致病人员提供医疗救护和现场救援时，应在 2 小时内向上级行政主管部门报告，并采取紧急处理措施。

（7）如发生医疗废物管理不当导致传染病传播事故，或者有证据证明传染病传播的事故有可能发生时，按照《传染病防治法》及有关规定报告并采取相应措施。

4. **应急恢复** 管理人员记录事件的经过，组织人员讨论分析医疗废物流失、遗失发生的原因，并提出整改措施。

（二）医疗废物泄漏、扩散及意外事故应急预案

1. **应急因素**

（1）医疗废物盛放容器损坏或封口不严密。

（2）医疗废物运送过程中发生翻车、撞车等意外事故。

（3）在刮风或下雨的环境下，医疗废物泄漏后扩散速度及范围更严重。

2. **应急准备**

（1）医疗废物应严格按照要求进行装放和封口。

（2）在医疗废物整理前、中、后均应认真检查每一个医疗废物袋、锐器盒是否封口严密，包装有无破损。

（3）医院及科室应设立医疗废物管理应急小组，分工明确，提高效率。

3. **应急反应**

（1）当医疗废物发生泄漏时，当事人应尽快上报管理部门。

（2）管理部门随即启动应急预案，通知各应急小组人员积极采取补救措施。

（3）应急组工作人员到达现场对污染区进行保护性封锁，疏散被困人员，对受到伤害的人员开展医疗救护和现场救援，对疑似患者进行隔离。严格控制无关人员出入污染区，避免造成污染扩散和人员伤害。

（4）专家组确定泄漏、扩散的医疗废物的类别、数量、发生时间，影响范围及严重程度，并调查事故原因，形成书面报告，递交给医院负责医疗废物工作的主管领导。

（5）立即组织有关人员对发生医疗废物泄漏、扩散的现场进行消毒处理，尽可能地减少污染物对病人、医护人员以及周围环境的影响，采取适当的安全处置措施对泄漏物及污染的区域、物品进行消毒或其他无害化处置。对可能被污染的工具也应进行消毒。清理人员在进行清理工作时须穿戴防护服、手套、口罩、靴子等防护用品，清理工作结束后，用具和防护用品均须进行消毒处理。如果在操作中，清理人员的身体（皮肤）不慎受到污染，应及时清洁，用流动水冲洗受污染部位，如不慎受伤，应及时到最近的诊室处理。

（6）对感染性废物污染区域进行消毒时，消毒工作从污染最轻区域向污染最严重区域

进行，对可能被污染的所有使用过的工具也应当进行消毒。

（7）后勤保障人员根据现场需要情况，尽快准备所需要的防护、清洁及消毒等用品。

（8）除采取上述措施外并在48小时内向市、区卫生行政主管部门、环境保护行政主管部门报告。调查处理工作结束后，将结果报上述机构。

（9）如发生因医疗废物管理不当导致1人以上死亡或者3人以上健康损害，需要对致病人员提供医疗救护和现场救援时，应在12小时内向市、区卫生行政主管部门报告，并采取紧急处理措施。

（10）如发生因医疗废物管理不当导致3人以上死亡或者10人以上健康损害，需要对致病人员提供医疗救护和现场救援时，应在2小时内向市、区卫生行政主管部门报告，并采取紧急处理措施。

（11）如发生医疗废物管理不当导致传染病传播事故，或者有证据证明传染病传播的事故有可能发生时，按照《传染病防治法》及有关规定报告并采取相应措施。

4. 应急恢复　在应急处置工作结束后，由管理领导小组对事故原因进行调查，总结经验教训，并完善防范措施，预防类似事件的再度发生。

三、医疗废物污染防范措施

（一）建立健全医疗废物管理体制

1. 制定医疗废物管理制度，明确各部门在医疗废物管理职责中的权限。

2. 建立医疗废物意外事故应急处理领导小组，负责对事故处理的组织、指挥和协调工作；确定流失、泄漏、扩散的医疗废物的类别、数量、发生时间、影响范围及严重程度；尽可能减少对病人、医务人员、其他现场人员及环境的影响。

3. 成立医疗废物意外事故应急工作小组，由领导小组管理，设4个工作小组。

抢救组：负责将现场受伤人员进行抢救及转运。

现场处理组：负责对泄漏现场的消毒处理工作。

专家评估组：负责对泄漏现场和伤亡人员的病情进行评估。

后勤保障组：负责应急处理所需个人防护用品、消毒器械的采购和日常维护工作。

（二）医疗废物处置流程的规范管理

1. 规范各种医疗废物处理的流程，严格按照流程处置医疗废物。

2. 设置各种警示和提醒标识，指导工作人员进行识别和正确处理。

3. 严格按照标准要求考核工作人员操作行为，对于不合理的行为应及时给予纠正。

（三）加强医疗废物处置人员的相关专业知识培训

1. 制订各岗位培训计划，内容应涵盖医疗废物分类、收集、运送、交接、职业防护、手卫生及突发意外事故和情况应急处理等知识。

2. 定期对工作人员进行医疗废物处置知识的培训，尤其对新进、实习、进修学习等知识缺乏或防控意识薄弱人员进行培训。

3. 定期对工作人员进行培训内容的考核，落实培训效果，保证工作人员掌握医疗废物处理的相关知识。

（四）定期进行医疗废物应急预案演练

1. 管理人员应定期组织工作人员进行各种医疗废物意外事故情况的应急演练。

2. 应急预案演练应真实有效，并对每次演练中存在的问题进行原因分析，提出整改措施，帮助工作人员掌握应急预案知识，提高应急应变能力，优化和完善应急预案内容。

（甄兰英 赵云呈）

参考文献

[1]   温德成.质量管理学 [M].北京：机械工业出版社，2014.

[2]   陆雄文.管理学大辞典 [M].北京：上海辞书出版社，2013.

[3]   孙永正.管理学 [M].北京：清华大学出版社，2007.

[4]   马仁杰，王荣科，左雪梅.管理学原则 [M].北京：人民邮电出版社，2013.

[5]   芮明杰.管理学 [M].北京：高等教育出版社，2009.

[6]   韩之俊.质量管理 [M].北京：科学出版社，2010.

[7]   万融.商品学概念 [M].北京：中国人民大学出版社，2013.

[8]   彼得.德鲁克.管理的实践 [M].北京：机械工业出版社，2006.

[9]   何桢.六西格玛绿带手册 [M].北京：中国人民大学出版社，2011.

[10]   Mark Graban.精益医院 [M].张国萍，译.北京：机械工业出版社，2011.

[11]   张幸国.医院品管圈活动实战与技巧 [M].杭州：浙江大学出版社，2010.

[12]   张建荣，黄艳芳.护理安全不良事件管理 [M].广州：暨南大学出版社，2014.

[13]   刘庭芳.中国医院品管圈操作手册 [M].北京：人民卫生出版社，2012.

[14]   冯秀兰，彭刚艺.医院消毒供应中心建设与管理工作指南 [M].广州：广东科技出版社，2012.

[15]   刘玉树，梁铭会.医院消毒供应中心岗位培训教程 [M].北京：人民军医出版社，2013.

[16]   李淑玲，胡国风.消毒供应中心质量安全管理实用操作指引 [M].南昌：江西科学技术出版社，2015.

[17]   付亚和，许玉林.绩效考核与绩效管理 [M].北京：电子工业出版社，2009.

[18]   敬安春.医院消毒供应中心的安全风险管理 [J].当代护士，2015，2（2）:174-176.

[19]   曾梅许，李育群，曾小兵.消毒供应中心风险管理的环节质量控制.中国医学创新，2017，14（8）：
       134-137.

[20]   李书章，袁安升.医院标准化管理体系建设与应用 [M].北京：人民军医出版社，2014.

[21]   冯秀兰.消毒供应中心工作记录书写要求 [M].广州：广东科技出版社，2015.

[22]   编委会.医疗质量管理必备手册 [M].北京：人民军医出版社，2010.

[23]   李慧铭.现代医院消毒供应中心工作规范指南 [M].乌鲁木齐：新疆人民卫生出版社，2015.

[24]   杨建国.护理行业实施 ISO 9000 实践与指南 [M].广州：广东科技出版社，2001.